U0364584

"山西省中医药传统知识保护数据库"项目

三部六病高级教程

SANBU LIUBING
GAOJI JIAOCHENG

主　编　马文辉

副主编　姚　博　王蓓茹

编　委　范天田　付民锁　张晓霞

　　　　王鹏瑞　马祥凯　翟晓亮

　　　　谢永贵　张国华

古往今来，学术是人类智慧的结晶，应该是不分古今、中外、尔我，是则是，非则非，永远以先进代替落后。

——刘绍武治学思想

山西出版传媒集团
山西科学技术出版社

图书在版编目（CIP）数据

三部六病高级教程／马文辉主编. —太原：山西
科学技术出版社，2020.9

ISBN 978 - 7 - 5377 - 6037 - 9

Ⅰ．①三… Ⅱ．①马… Ⅲ．①《伤寒论》–教材
Ⅳ．①R222.2

中国版本图书馆 CIP 数据核字（2020）第 137329 号

三部六病高级教程

出 版 人	赵建伟	
主　　编	马文辉	
策 划 编 辑	宋　伟	
责 任 编 辑	翟　昕　杨兴华	
封 面 设 计	吕雁军	

出 版 发 行　山西出版传媒集团·山西科学技术出版社
　　　　　　太原市建设南路 21 号　邮编：030012
编辑部电话　0351 - 4922078
投 稿 邮 箱　shanxikeji@ qq. com
发行部电话　0351 - 4922121
经　　销　各地新华书店
印　　刷　山西新华印业有限公司

开　　本　720mm×1010mm　　1/16
印　　张　16.5
字　　数　221 千字
版　　次　2020 年 9 月第 1 版　　2020 年 9 月第 1 次印刷
书　　号　ISBN 978 - 7 - 5377 - 6037 - 9
定　　价　65.00 元

contents 目 录

《伤寒论》总论

《伤寒论》总论

《伤寒论》是中医四大经典之一，它与《周易》《孙子兵法》共同构成了东方文化百花园中三枝耀眼的奇葩，其思想精华取之不竭、用之不尽，对祖国医学的发展起到承上启下的作用。

第一章　历史源流

东汉末年，杰出的医学家张仲景"勤求古训，博采众方"，结合自己的临床实践，总结疾病的发生和发展规律，写成不朽的医学名著《伤寒杂病论》。《伤寒杂病论》包括《伤寒论》和《金匮要略》两部分，《伤寒论》创立了"三阴三阳"汤方辨证论治的思想体系，与《黄帝内经》针灸辨证施治的思想体系共同组成了中医学的两大基石。

《伤寒杂病论》成书以后，历经沧桑，几经显晦，数为变易，现存资料已非原貌。后人对仲景及其《伤寒杂病论》必须以历史唯物主义的观点和方法加以评价和研究，以实事求是的科学态度继承、发扬、充实、提高。

第一节　张仲景生平

关于张仲景，《汉书》《三国志》皆无传记。根据《伤寒杂病论·自序》《针灸甲乙经·序》《后汉书·党锢列传》《后汉书·何颙别传》记载：张仲景，名机，字仲景，南郡涅阳人，生于公元150—219年。他是一个自少年习医，一生研求医术，不入仕途的医

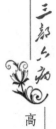
学家。他经过多年的勤奋学习、刻苦钻研和临床实践，在晚年写成了《伤寒杂病论》。当时他与华佗齐名于世，被后人奉为医门之圣。他的著作也被后人奉为医方之祖。

第二节　《伤寒论》时代背景

4

东汉末年之前的医学已发展到较高水平。《汉书》已有"医经七家""本草数十万言"的记载。《黄帝内经》《神农本草经》等医药学巨著的出现，客观上为仲景"勤求古训，博采众方"在理论上提供了条件。加之建安年间疫情猖獗，到处是"白骨露于野，千里无鸡鸣""家家有僵尸之痛，室室有号泣之哀"的惨状。张仲景"感往昔之沦丧，伤横夭之莫救"，立志从医，以"精究方术，上以疗君亲之疾，下以救贫贱之厄，中以保身长全"，大量的临床实践为《伤寒杂病论》提供了真实可靠的第一手资料。同时《伤寒杂病论》成书与当时的宗法松弛也是分不开的，那种百家争鸣的学术气氛使仲景敢于打破传统的束缚，锐意创新，另外也离不开他的文学才智。时代造英雄，《伤寒杂病论》这部医学巨著是当时历史环境与仲景本人聪明才华的结晶。

第三节　王叔和与《伤寒论》

《伤寒杂病论》成书于建安十年（公元 205 年）之后，这期间是仲景的晚年。甘露年间（公元256—260年），魏高贵乡公曹髦称帝，当时王叔和为太医令，撰次仲景遗论，皇甫谧已40岁，由此推断仲景老年时为叔和中年时、皇甫谧少年时。

王叔和，高平人（今山东省微山县），魏太医令。仲景遗论《伤寒论》十卷手稿是由太医令王叔和整理后才成书发行，流传后世。从《伤寒论》未加注疏及叔和得仲景遗论这一点看，王叔和与张仲景应该是一脉相承的师徒关系。

第四节　宋本《伤寒论》

《伤寒论》经王叔和撰次后，历经两晋、南北朝、隋、唐、五代十国，到宋仁宗时已有近八百年的历史。其间战乱不断，朝代更替，《伤寒论》几经焚毁，已不复流传。隋唐时就连孙思邈这样伟大的医学家也没看到《伤寒论》的版本，只能从江南医生口授背诵中得到仲景之方，遂"令以方证同条，比类相附"收集在《千金方》之中。

宋朝时，国家下令诏儒医校正医书，由高保衡、孙奇、林亿等广泛收集民间藏本、秘本，校定整理张仲景《伤寒论》十卷，这就是现存最早的宋本《伤寒论》。

一、两种观点的并立

在《伤寒论》中有两种学说、两种观点并存的现象，一是经络观点，二是方证观点。经络观点可以说是仲景对《黄帝内经》思想的继承抑或后人补缀，方证观点是仲景的创新，二者不能混同为一。后世研究《伤寒论》的医家，各执一词，争论不休，相持不下，形成两大学说。

二、两种文体的共存

在《伤寒论》中存在两种文体，一为论说体，二为问答体。《伤寒论》的问答体条文仅有十条，并且在内容上多与论说体相悖，故学术界怀疑问答体为后人所加。

第五节 《伤寒论》学术价值

《伤寒论》是中医四大经典之一，是汤方辨证体系的鼻祖，是基础与临床的桥梁。历代医家都尊它为方书之准绳。

一、开创了系统方证学

《伤寒论》是最早系统记载方剂学的古典医籍，每首方剂都确立了主证，每个证都给予命名，一方一证，两相辉映，相得益彰，形成了方证学的规律，确立了组方学原则，完成了理法方药一体的系统方证学。

二、肇基了辨证论治

《伤寒论》创立了汤方辨证论治的独特理论体系。仲景融哲理于医理之中，勤求古训，博采众方，确立了三阴三阳的辨证方法，确立汗、吐、下、和、温、清、补、消的治疗原则，成为千古不易之法。

三、提示了疾病发生发展的规律

何秀山说："病变无常，不出六经之外，《伤寒论》之六经，乃百病之六经，非伤寒所独有。"柯韵伯说："原夫仲景之六经，为百病立法，不专为伤寒一科，伤寒杂病，治无二理，咸归六经之节制，六经各有伤寒，非伤寒中独有六经也。"《伤寒论》所创理法方药揭示了疾病发生发展的规律，具有普遍适应性，所谓病位不出三部，病理不越六病。正如喻嘉言所言："以六经钤百病，为确定之总诀。"

第二章 基本概念及研究方法

《伤寒论》成书后，直到宋仁宗时，其间近八百年历史，由于版本流失，并没引起医界广泛重视和深入研究。直到宋本《伤寒论》校定颁行以后，医学界对《伤寒论》的研究蔚然成风，明清时期达到高峰。历代诠释《伤寒论》者达四百余家之多，因此出现了伤寒学派，并在内部形成各种流派，仁者见仁，智者见智，各持己见，争论不休。直至今日，各种悬案仍然保留未解。以下就几个问题进行探讨。

第一节 六病并非六经

一、六病错为六经的历史根源

《伤寒论》本身存在两种观点。第 8 条："太阳病，头痛至七日以上自愈者，以行其经尽故也；若欲作再经者，针足阳明，使经不传则愈。"这是经络观点的体现。加之自序中有"撰用《素问》《九卷》《八十一难》《阴阳大论》《胎胪药录》并《平脉辨证》，为《伤寒杂病论》合十六卷"的说法，为此，后人从《黄帝内经·热论》找到依据，加以发挥引申推广开来，把六病说成是六经。

最早提出六经之说的是宋朝的朱肱，他在《活人书》中指出六经就是足太阳膀胱经、足阳明胃经、足少阳胆经、足太阴脾经、足少阴肾经、足厥阴肝经，并说："治伤寒先须识经络，触途冥行，不知邪气之所在。"张景岳、汪琥等从而和之，并推广至手足十二经。但是无论古代还是近代，许多医家对这一观点都有异议，如方有执、柯韵伯、恽铁樵等。

二、六病辨证的依据

《伤寒论》全书有398条条文，言太阳病或太阳者71条，言阳明病或阳明者61条，言少阳病或少阳者12条，言太阴病或太阴者9条，言少阴病或少阴者47条，言厥阴病或厥阴者5条，共计205条。并且全书十卷，各卷题首都是"辨××病脉证并治"，毫无疑问，《伤寒论》的辨证是以脉证为依据辨病立法的。

《伤寒论》涉及"经"字的条文共14条，其中第143、144、145条为"经水"之经。第30条"附子温经"，第67条"发汗则动经"，第124条"以太阳随经瘀热在里故也"，第160条"经脉动惕者，久而成痿"，以上四条之经皆"经筋、经脉"之经，或谈药理，或谈病理，或叙症状，皆非指病在何经，与六经辨证没有关系。经脉在这里作为机体的组成部分，参与了疾病过程中的某些变化，不是指经络独立病症。第103、105、123、217四条皆指太阳病已罢，在《伤寒论》中"过经"借为太阳病已罢之专用语。从文义上看，此"经"字只能作为界限或范围来解，柯韵伯说"仲景之六经是经界之经而非经络之经"即指此言。"过经"与足太阳膀胱经毫无关联。

第8条："太阳病，头痛至七日以上自愈者，以行其经尽故也，若欲作再经者，针足阳明，使经不传则愈。"第114条："太阳病，以火熏之，不得汗，其人必燥，到经不解，必清血，名为火邪。"第

384条："伤寒，其脉微涩者，本是霍乱，今是伤寒，却四五日，至阴经上，转入阴必利，本呕下利者，不可治也。欲似大便，而反矢气，仍不利者，此属阳明也，便必硬，十三日愈。所以然者，经尽故也。下利后，当便硬，硬则能食者愈。今反不能食，至后经中，颇能食，复过一经能食，过之一日当愈，不愈者，不属阳明也。"

以上三条"经尽""再经""到经""至阴经上""至后经中""复过一经"表面上看来，似乎是病邪沿经络循行，最符合六经立论依据，但仔细推敲第8条"以行其经尽"是七日行完太阳一经之期，与《素问·热论》日传一经，七日行完三阳三阴六经的观点不一致。因此本条的经也只能作为界限、范围讲，即七天为太阳病的自愈期限。第114条"到经"是行完太阳病自愈期限，也即"经尽"。如果到这个期限病愈，为自愈或治疗后病解。如果太阳病不罢者为再经，或传变，或不传变。本条为误治后发生传变，出现"清血"（便血），仲景称为"火邪"。第384条之"经"仍然是指期限而言。这种自愈期限及传变，《伤寒论》沿用了《黄帝内经》的概念，但在内容上已完全不同。第5条："伤寒二三日，阳明、少阳证不见者，为不传也。"仲景对日传一经的学说提出了批判，提倡"观其脉证，知犯何逆，随证治之"的辨证思想。全书自始至终贯穿了这一精神。

三、六病的概念

六病是人体发生病变后，出现的六类不同性质的证候，是对错综复杂的病症进行辨证论治的归类方法。六病揭示了疾病发生发展的规律和辨证论治的原则。

六病就是太阳病、阳明病、少阳病、太阴病、少阴病、厥阴病。六病本身概括了病性（阴阳）、病势（寒热）、病位（表、里、半表半里）、病体（虚实）四个方面的内容。同时六病也包含了汗、吐、下、和、温、清、消、补的治疗原则。另外在六病的六纲之下，分属各种类证、方药，形成了理、法、方、药齐全的辨证方法和论治原则，是区别于《黄帝内经》经络学术思想的又一新的方证体系。

四、经络与六病的关系

经络在六病中只作为生理、病理、药理、病症的一个参与者，而不是病之所在，更谈不上辨证大纲。全身共有二十条经络，手足十二经加上奇经八脉，它们担负着机体的气血运行、脏腑联络、表里上下内外沟通的职责。因此一切疾病在病理变化和转化过程中都有经络的参与，这一点是毋庸置疑的。例如第124条"太阳随经，瘀热在里"就是病邪通过经脉传变的例证。但需要指出的是，经络只是病邪传变的一种途径，而不是唯一的途径。同时其参与传变的并非只有足经而是包括所有经络。因此，所谓六经传变是不成立的。正如张景岳所说："伤寒传变，此言足经，不言手经，其义本出《素问·热论篇》，夫人之血气运行周身，流注不息，其传至手经而有不入者哉？推而广之，有传至奇经八脉而不入者哉？"

经络的循行各有其特殊规律，它在人体以线状分布，其生理功能、病理变化、病症表现都有其局部特征，因此在辨证上采用循经辨证，治疗上采用针灸疗法，与《伤寒论》六病辨证是两个完全不同的体系。经络是生理的，无病其存在依然如故。六病是病理的，是划分证候类型的方法，无病则六病不复存在。经络无论外在体表，或内至脏腑，均为线段的，其病症亦是出现于其循行部位及所属脏腑，而六病的表现为全身性的，不以经络为依据。经络的阴阳属性是生理的，只用以说明其循行的表里和络属脏腑的不同，而六病的阴阳是说明疾病的病位、病性、病势、病体的表里寒热虚实的不同。经络发生病变虽也有寒热虚实的变化，但其治疗通过针灸手法来完成，而六病则通过汤药来完成。因此，《伤寒论》的六病概念绝不能混同于"六经"（经络）的概念，二者有本质的区别。

第二节 六病的三部定位

一、三部的概念

三部即表、里、半表半里。在《黄帝内经》中表里只是一个相对的生理概念。如脏为里，腑为表；经络为表，脏腑为里；三阳经为表，三阴经为里。真正将表里作为病位应用于辨证中是从《伤寒论》开始的。《伤寒论》的病位划分具体表现在六病的证候分类中，它不仅沿用了《黄帝内经》的表里概念，而且补充了半表半里的概念，第一次完成了辨证中的三部定位。第148条："伤寒五六日，头汗出，微恶寒，手足冷，心下满，口不欲食，大便硬，脉细者，此为阳微结，必有表，复有里也，脉沉亦在里也。汗出为阳微结，假令纯阴结，不得复有外证，悉入在里，此为半在里半在外也。"

二、三部病的证

病发于表者，称为表证；发于里者，称为里证；发于半表半里者称为表里证。《伤寒论》中提及表或表证的条文共计20条，其中只有两条是讲体表，其余皆言表部或表证；提及外或外证者的条文共计21条，其中12条讲表部或表证，只有9条言体表或为一般用语。提及里的条文共计27条，其中10条是讲里证或里部，17条只是指体内而言，多指半表半里。提及内的条文7条，4条指里证或里部，3条指体内而言。提及表里证者3条、表里俱热者1条、表里俱虚者2条、表里不解者1条，共计7条，皆指半表半里证。从条文上可以看出太阳为表，太阴、阳明为里，少阳、少阴为半表半里，

12

厥阴无处可归，难怪陆渊雷要说"吾提少阴、太阴之外，更无厥阴也"。导致这种情况的出现，与《伤寒论》的条文错简、脱佚及讹误是分不开的。"一阴一阳之为道""孤阴不生，独阳不长"，三部之中里部、半表半里部各有阴阳，而表部只有孤阳。这是不符合阴阳学说的，故将厥阴病列归表部。这样三部之中一阴一阳，六病各有归属。

三、三部的病理范畴

《伤寒论》是辨证论治的专书，因此三部不是从生理解剖角度来划分的，而是从病理角度，在病症归类基础上进行划分的。全书398条，其中明确指出病位的条文就330多条。

1. 头部、腰体、四肢、肺系的证

身痛（腰痛）的条文共计14条，其中12条为表证，2条为表里证。

肢节疼痛的条文共计8条，其中7条为表证，1条为表里证。

项背强痛的条文共计9条，其中8条为表证，1条为里证。

头痛的条文18条，其中12条为表证，5条为里证。

手足逆冷的条文共计51条，属表证或表部兼合证者41条，属少阳病者7条、阳明病者2条、少阴病者1条。

咳喘、气上逆的条文共计30条，其中里证者7条、表里证者5条，余皆表证。

由此可以看出，上述部位主要是表部的疾病范畴。

2. 口、胃中、腹、大便的证

涉及呕吐的条文76条，除3条为表证，9条为表里证，其余皆为里证。

涉及下利、大便溏、下重的条文共计103条，其中表证1条，其余皆为里证。

涉及大便硬、不大便的条文45条，皆里证。

涉及腹痛的条文共计 15 条，其中 2 条为表里证，其余皆为里证。

涉及腹胀满的条文共计 29 条，皆里证。

涉及心下满等症的条文 20 条，其中 3 条为表里证，其余皆为里证。

涉及少腹满等症的条文 9 条，皆里证。

涉及心下痞的条文 20 条，其中 3 条为表里证，其余为里证。

由上述可知，这些部位主要是里部证的范畴。

3. 咽、心中、胸胁的证

涉及咽痛、咽干的条文共计 19 条，皆为表里证。

涉及心中疼热、胁痛的条文共计 8 条，其中 1 条为里证，余皆为表里证。

涉及胸胁满的条文共计 16 条，皆表里证。

涉及烦躁的条文 83 条，其中表证者 9 条，里证者 25 条，余皆表里证。

涉及惊悸的条文 21 条，皆表里证。

涉及懊恼的条文 9 条，其中 1 条为里证，余皆表里证。

由此可知，上述部位主要是半表半里部证的范畴。

四、三部的生理范畴

三部的生理范畴在《伤寒论》中没有划分，但以病度常，道在于一，生理之三部与病理之三部理当一致。我们从病症中不难看出，病位只是三部在体表的投影。表部包括了整个肌表和呼吸系统，与《黄帝内经》"肺主一身之皮毛""皮毛者肺之合"的论点是一致的。里部包括了上至食道下至肛门的整个消化道。"胃家、脾家"与《黄帝内经·六节脏象论》所说"脾胃大肠小肠三焦膀胱，仓廪之本，营之属也，名曰器，能化糟粕，转味而入出者"是一致的。半表半里部包括了心胸整个部位，以及周身上下表里之间。

五、六病的产生

六病是三部发生病变，形成的六类不同性质的证候。《伤寒论》第 7 条："病有发热恶寒者发于阳也，无热恶寒者发于阴也。"本条是仲景将阴阳的哲学概念应用于医学的辨证之中。"阳盛则热，阴盛则寒"，阴阳的变化表现在证上就是寒热的变化。三部之中表部阳性病为太阳病，里部阳性病为阳明病，半表半里阳性病为少阳病，表部阴性病为厥阴病，里部阴性病为太阴病，半表半里阴性病为少阴病，三部之阴阳寒热各不相同，因而形成了六病。

第三节　纲不系目　方不类聚

《伤寒论》共有六条提纲作为六病的纲领证。作为纲领证必须具备两个条件，第一是高度概括性，代表本病的共性；第二是严格的特异性，区别于他病的个性，这两个条件缺一不可。六病纲领证，在这两个条件上都有欠缺，甚至个别的是完全错误，因此六纲必须重新确立。

一、立纲

《伤寒论》的六纲被人们奉为千古不变之法，不敢妄加改动。然而，由于受纲的束缚，致使论中方证编次出现了许多困难，为了使纲目相系或以六经解伤寒，或以运气解伤寒，或以气化解伤寒，或以脏腑经络解伤寒，都不能自圆其说。诸多临床医家舍弃六纲，以方统证，见此证用此方，形成了"方证同条，比类相附"的临床学派。为了使《伤寒论》的理法有效指导临床辨证，因此必须对六纲

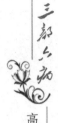
进行修改，重新立纲。破字当头，立在其中。破、立都要有理有据，以临床事实为依据，不可凭空臆造。

1. 太阳病提纲

太阳病是表部阳性病，包括热、实两个方面。太阳病的热型为发热恶寒并见，太阳病的主症为头项强痛、无汗或咳喘，脉为浮脉，这样就把太阳病提纲改为：太阳病，头项强痛，无汗，发热恶寒，脉浮或咳喘。

原纲为第 1 条："太阳之为病，脉浮，头项强痛而恶寒。"没有发热；第 7 条："病有发热恶寒者发于阳也，无热恶寒者发于阴也。"是阴阳寒热的总纲，阳性必有发热，故补入；参第 36 条补"无汗或咳喘"。

2. 厥阴病提纲

厥阴病是表部的阴性病，包括虚、寒两个方面，厥阴病的恶寒表现为手足厥冷，主症为肢节痹痛、汗出恶风，脉为沉细脉。这样厥阴病的提纲改为：

厥阴病，手足厥冷，肢节痹痛，汗出恶风，脉细或浮缓。

原纲第 326 条："厥阴之为病，消渴，气上撞心，心中疼热，饥而不欲食，食则吐蛔，下之利不止。"原纲的条文有错讹。第 337 条："凡厥者，阴阳气不相顺接，便为厥。厥者，手足逆冷者是也。"这一条指出所有厥证都必须有手足逆冷。厥阴病为厥证的一种，因而必见手足厥冷；参第 351 条"手足厥寒，脉细欲绝者，当归四逆汤主之"补入脉细；参桂枝汤证条文补入汗出恶风、肢节痹痛。

3. 阳明病提纲

阳明病为里部阳性病，包括热、实两个方面。阳明病的热型为潮热，主症为胃家实、大便难。脉为沉迟，这样阳明病的提纲修改为：

阳明病，胃家实，大便难，潮热，脉沉迟。

原纲第 180 条："阳明之为病，胃家实是也。"参第 179 条补入大便难；参第208、209、215等条补入潮热；参第195条补入脉沉迟。

4. 太阴病提纲

太阴病为里部阴性病，包括虚、寒两个方面，太阴病的恶寒为时腹冷痛，主症为腹满，或见吐利。这样太阴病提纲修改为：

太阴病，腹满，时腹自痛，或吐或利。

原纲第273条："太阴之为病，腹满而吐，食不下，自利益甚，时腹自痛。"腹满，时腹自痛，吐利，原纲皆有。因此，太阴病提纲是较完善的。

5. 少阳病提纲

少阳病为半表半里部阳性病，包括热、实两个方面。少阳病的热型为身热或往来寒热，主症为胸满热烦、口苦咽干、小便黄赤。这样少阳病提纲修改为：

少阳病，胸满热烦，口苦咽干，小便黄赤，身热或往来寒热。

原纲第263条："少阳之为病，口苦，咽干，目眩也。"不能充当少阳病提纲。参第77条补入胸满热烦；小便黄赤为少阳病必见症；参第96条补入往来寒热，这是少阳病特殊热型。

6. 少阴病提纲

少阴病为半表半里阴性病，包括虚、寒两个方面，少阴病的恶寒为背恶寒，主症为心动悸、短气，脉多见微细脉。故少阴病提纲修改为：

少阴病，心动悸，短气，背恶寒，或脉微细。

原纲第281条："少阴之为病，脉微细，但欲寐也。"不能代表少阴病的主症。参第177条补入心动悸；参第304条补入背恶寒、短气；脉微细为或见症。

这样，通过对六纲的重立，明确了六病的概念、性质与主症，有利于指导临床辨证，使《伤寒论》这部古典医籍能更好地为临床服务。

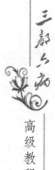
二、归类

《伤寒论》虽被历代医家奉为医方之祖，然而后学者只能望洋兴叹，"古方不能今用"，束之高阁。导致此结果的另一重要因素为《伤寒论》条文编排上十分混乱，阴阳不分，表里混杂，古代医家亦早已看出这一问题，采用不同方法进行重编，如徐灵胎以方类证、尤在泾以七法归类等。

1. 归类的原则必须遵循三部六病的规律

（1）三部分清，六病辨明。

三部既是生理的，也是病理的，在证的表现上要区分开表证、里证、表里证。对三阳来说，邪欲外达，即为表证；邪热内结，即为里证；邪热弥漫，既无外达之机，亦无内结之势，即为表里证。对三阴来说，寒由内生，即为里证；阳虚于心肾，即为表里证；阳虚于表，即为表证。如此三部分明，表证、里证、表里证定位清晰，则完成了第一步。

定位之后，"察色按脉先别阴阳"。按《伤寒论》第 7 条"病有发热恶寒者发于阳也，无热恶寒者发于阴也"，则于表证、里证、表里证之中再分阴阳。阳证为热为实，阴证为虚为寒，这样就区分为六类不同性质的症候群，叫做六病。六病只讲了阴阳的对立，而没有谈阴阳的统一。在对立之间，另立统一的证，命名为部证，只有部性，没有属性。

（2）寒热的整体性，虚实的局部性。

三阳之热或三阴之寒单独出现时，只有程度上的差别，本质是一致的。并且寒热是充满整体的，无处不热，无处不寒。如第 168 条"表里俱热"之白虎加人参汤证和第 219 条"三阳合病"之白虎汤证。凡热皆用清法，"热则寒之"。热与三部结合以后，其清法仍然无差别，如表部麻杏甘石汤中石膏以清表热，半表半里部竹叶石膏汤中石膏以清半表半里之热，里部大承气汤中大黄以清里热。寒证也是如此，如第 225 条"表热里寒"之四逆汤证，第 317 条之"三阴合病"之通脉四逆汤证。凡寒皆用温法，"寒则热之"。寒与三部结合以后，其温法仍然无差别，如表部之第 29 条四逆汤证的厥，里部之第 277 条四逆汤证的"自利不渴"，半表半里部第 304 条附子汤证之"背恶寒"，皆以附子、干姜温其寒。因此寒热的出现是整体性的，结合了哪一部而表现出哪一部症状，我们就将其划归哪一部的寒热。三阳热或三阴寒治为一法。

虚实是三部的，没有三部就没有虚实可言。表实无汗，表虚自汗出；里实胃家实、大便难，里虚腹满、吐利；半表半里实胸满，半表半里虚心动悸、短气。离开三部，虚实不复存在，因而虚实是局部的，治法也各有差异。表实汗而解之，里实吐下攻之，半表半里实散之消之，表虚用当归养血和营，里虚用苍术燥湿健中，半表半里虚用人参益气强心。三部之虚实不同而治法各异，体现了虚实的局部性。六病的根本区别在于虚实补泻上，汗、吐、下、和、温、清、补、消八法之中，温清分阴阳，汗吐下补消辨三部。

（3）火证与热证的区别。

热证一般为系统性即整体性的，火证则不然，它有明显的局部性。所谓热证，即全身体温升高，机能亢进，治疗一般采用甘寒清热的方法。火证表现为局部红肿热痛的炎性反应，大多采用苦寒清火的治法。在整体上一般寒热并存时，多数形成部证。如寒热并存而形成合病、兼证，寒热都有独立存在形式，多为火证，少数情况火热可以相互转化。

清热，代表方剂为白虎汤，它的主要作用是降温。热盛多伤津，因而清热滋阴是热病的后期治疗方法，如白虎加人参汤、竹叶石膏汤。

泻火，代表方剂为黄芩汤、栀子豉汤、大黄黄连泻心汤，它的主要作用在于泻火。火盛多耗液，因而泻火救阴是火证后期的治疗方法，如黄连阿胶汤、附子泻心汤。

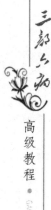
2.《伤寒论》方证编次

（1）太阳病脉证并治篇。

①寒热不分。太阳病为表部阳性病，桂枝汤证为表部阴性病方剂，性质为辛温，以热治热，如火上加油，与大法相违背。故王叔和说："桂枝阳盛，下咽则毙。"如第20条："太阳病，发汗，汗遂漏不止，其人恶寒，小便难，四肢微急，难以屈伸者，桂枝加附子汤主之。"这就是寒热不分所致变证。

②汗清不分。病在表者，汗而发之。清法所治，病不在表，而在半表半里。第170条明确指出："伤寒脉浮，发热无汗，其表不解，不可与白虎汤。"可见，白虎汤不能解表，反过来，清法的适应证用汗法也会导致变证，如第6条："太阳病，发热而渴，不恶寒者，为温病。若发汗已，身灼热者名风温。风温为病，脉阴阳俱浮，自汗出，身重，多睡眠，鼻息必鼾，语言难出。"本证就是温病，当清，误用汗法，而致变证。又如第76条："发汗后，水药不得入口，为逆。若更发汗，必吐下不止。发汗吐下后，虚烦不得眠，若剧者，必反复颠倒，心中懊𢙏，栀子豉汤主之。若少气者，栀子甘草汤主之。若呕吐者，栀子生姜豉汤主之。"

③表里不分。第71条："太阳病，发汗后，大汗出，胃中干，烦躁不得眠，欲得饮水者，少少与饮之，令胃气和则愈。若脉浮，小便不利，微热消渴者，五苓散主之。"本证为太阴病，是里部虚寒，气化失职，水津不能四布而成的蓄水证。后人则列为太阳腑证，此水蓄于肠道，而不在膀胱。第106条："太阳病不解，热结膀胱，其人如狂，血自下，下者愈。其外不解者，尚未可攻，当先解其外。外解已，但少腹急结者，乃可攻之，宜桃核承气汤。"第124条："太阳病六七日，表证仍在，脉微而沉，反不结胸，其人发狂者，以热在下焦，少腹当硬满，小便自利者，下血乃愈。所以然者，以太阳随经，瘀热在里故也，抵当汤主之。"后人根据"热结膀胱""以太阳随经，瘀热在里故也"，将本证解释为太阳膀胱蓄血证。本证之

血不在膀胱而在肠道，此处膀胱，如"胃中有燥屎五六枚"一样不是指胃中，而是指体表投影。血蓄膀胱岂有小便自利之理？这种表里不分的现象比比皆是，例如诸泻心汤证、大陷胸汤证、十枣汤证、瓜蒂散证等。

④补虚三部不分。桂枝汤为表虚寒证主方，列入太阳病篇已经混淆寒热的界限。然而温补之中，三部界限也十分混乱，如桂枝加白芍汤证、小建中汤证、厚朴生姜半夏甘草人参汤证、茯苓桂枝白术甘草汤证等温补太阴的方剂，也列在了太阳病篇。另外干姜附子汤证、桂枝加芍药生姜各一两人参三两新加汤证、真武汤证、桂枝甘草龙骨牡蛎汤证、炙甘草汤证等温补少阴的方剂，也列在了太阳病篇，这样就混淆了三部的界限，导致混乱。

（2）阳明病脉证并治篇。

①寒温混淆。如第 225 条："脉浮而迟，表热里寒，下利清谷，四逆汤主之。"第 243 条："食谷欲呕，属阳明也。吴茱萸汤主之。"这种寒热不分的现象，令后学者费解。

②下清不分。如第 261 条："伤寒身黄，发热，栀子柏皮汤主之。"第 221 条之栀子豉汤、第 223 条之猪苓汤等清法的方剂，列入了阳明病篇，从而出现了后世阳明经证、阳明腑证之谬误。

（3）少阳病脉证并治篇。

全篇 10 条，只列了一个小柴胡汤，这样就导致得出了少阳病就是小柴胡汤证的错误结论，反而使许多真正的少阳病方证被斥之门外，以讹传讹。

（4）太阴病脉证并治篇。

太阴病篇，从提纲到条文归类，除桂枝汤难解外，不存在其他的疑问。然而许多的太阴病方证散见于其他各篇，使太阴病名存实亡。

（5）少阴病脉证并治篇。

第 303 条黄连阿胶汤证、第 310 条猪肤汤证、第 311 条桔梗汤证等，被称为少阴热化证，既然化热就不再是少阴病了，更何况这些证并非由少阴转化而来。第 306、307 条桃花汤证，第 309 条吴茱萸汤证为太阴病，第 319、320、321 条是阳明病大承气汤证。这种错误的归类，给少阴病的概念带来很大误解。

（6）厥阴病脉证并治篇。

厥阴病篇诸多厥证，皆为望文生义，殊不知六病皆可致厥、蛔厥、寒厥属太阴，脏厥属少阴，热厥、气厥属少阳，实厥属阳明，只有寒凝血滞的当归四逆汤证才是真正的厥阴病。

霍乱病脉证并治篇、阴阳易瘥后劳复病脉证并治篇更是画蛇添足，应当将其归于六病之中。

由于《伤寒论》方证编次如此混乱，加之维护旧论派的牵强附会，使《伤寒论》变成了玄学，使很多医家对《伤寒论》的研究变成了文字游戏，并不能真正为临床服务。基于上述问题，必须打破历史的编排，重新归类，使《伤寒论》纲举目张，方以类聚。

第四节　病名重订

病名是为辨证服务的，如果病名不能方便辨证论治，反映疾病的本质，病名就是无意义的，甚至会阻碍辨证论治。

《伤寒论》中太阳病、少阳病、阳明病、太阴病、少阴病、厥阴病六病，它既是辨证的纲领，也是辨证的依据，同样也是立法、处方、论治的基础。六病之外的一些病名，都与辨证论治无关或重复，混淆了辨证论治。柯韵伯反对在六病之外重立篇目、重立病名，意在百病统于六经。他说："岂知仲景约法，能合百病，兼赅于六经而不能逃六经之外，只有在六经上求根本，不在诸病名目上寻枝叶。"

一、伤寒、中风、温病

1. 伤寒的概念

《伤寒论》中提及"伤寒"者98条，书名直呼《伤寒论》，可见伤寒之概念在《伤寒论》中占极重要的地位。《黄帝内经·热论》上记载"今夫热病者，皆伤寒之类""人之伤于寒，则为病热"，仲景在原序中也说"伤寒十居其七"，所以伤寒是一切外感热病的总称。

第3条："太阳病，或已发热，或未发热，必恶寒，体痛，呕逆，脉阴阳俱紧者，名为伤寒。"本条的伤寒是六病之外的病因分类法。一则与广义伤寒重复，易于混淆；二则与太阳病相冲突，导致辨证上的模糊。因此取消这一概念，直接称表寒实合证——麻黄汤证。

2. 中风的概念

论中提及中风的条文共18条。中风也有广义和狭义之分，《素问·评热病论篇》记载"汗出而热者，风也"，故《伤寒论》中六病皆有中风。

第2条："太阳病，发热，汗出，恶风，脉缓者，名为中风。"它是区别于太阳病伤寒证的一种表证，故仲景另加病名。后人误以为中风为太阳病的一种，混淆了太阳病的寒热概念，故取消，直接称厥阴病桂枝汤证。

3. 温病的概念

第6条："太阳病，发热而渴，不恶寒者，为温病。"本证既非太阳病，又非表证，只是外感热病的一种形式，无益于辨证论治，反而干扰六病的概念，故取消。

4. 中寒、风温的概念

涉及中寒的条文共2条，皆指里部而言。第190条"不能食，名中寒",第191条"若中寒者,不能食",皆指病因而言。

第6条:"若发汗已,身灼热者,名风温。"本证属少阳病范畴,风温不能指导辨证论治。

综上所述,伤寒、中风、温病、中寒、风温是继承了《黄帝内经》病因分类法的疾病概念。同一致病因素作用于人体,由于机体的反应不同,可出现不同的证;反过来,同一证表现可由不同致病因素导致,并可出现不同转归。第16条:"观其脉证,知犯何逆,随证治之。"中医的核心是辨证论治,因而病因分类法在辨证论治过程中不加采用。

二、霍乱、结胸、痞证、脏结

1. 霍乱的概念

第382条:"呕吐而利,此名霍乱。"第383条:"病发热,头痛,恶寒,吐利者,此属何病?答曰,此名霍乱。"第386条:"霍乱,头痛发热,身疼痛,热多欲饮水者,五苓散主之,寒多不用水者,理中丸主之。"由上述三条可以看出,霍乱是与广义伤寒相平行的一类证。伤寒由表而生,霍乱由里而发,都是疾病的分类概念,并不能指导临床辨证论治,并且与太阴病的概念重复,故去掉。

2. 结胸、痞证、脏结的概念

第135条:"伤寒六七日,结胸热实,脉沉而紧,心下痛,按之石硬者,大陷胸汤主之。"第136条:"但结胸,无大热者,此为水结在胸胁也,但头微汗出者,大陷胸汤主之。"第131条:"结胸者,项亦强,如柔痉状,下之则和,宜大陷胸丸。"第141条:"寒实结胸,无热证者,与三物小陷胸汤,白散亦可服。"第149条:"若心下满而硬痛者,此为结胸也,大陷胸汤主之。"从上述条文来看,结胸也是一个独立的病,为水结在胸胁。热实结胸称大陷胸汤证;寒实结胸称三物小白散证;结胸项强为大陷胸丸证,相当于胸膜炎或腹膜炎一类。

第 130 条："脏结无阳证，不往来寒热，其人反静，舌上苔滑者，不可攻也。"第 167 条："病胁下素有痞，连在脐旁，痛引少腹，入阴筋者，此名脏结，死。"由此可知，脏结为脏器内结而致积水，相当于肝脾肿大、肝硬化腹水。

第 131 条："病发于阳而反下之，因作痞也。"第 151 条："脉浮而紧，而复下之，紧反入里，则作痞，按之自濡，但气痞耳。"第 149 条："但满而不痛者，此为痞。"从众多的痞证可以看出，痞证的病位在心下，即胃脘部。

结胸、脏结、痞证的病名概念，都包括了病位、病机、病症，具有特定的辨证和论治意义，是古人对疾病的感性认识。我们应该从历史的角度对待这些病名，医学发展到今天，应该将其与现代医学结合，用更科学的名称取而代之。

三、合病、并病

《伤寒论》中提到合病的条文共 7 条，太阳与阳明合病 3 条（32、33、36），太阳与少阳合病 1 条（172），三阳合病 2 条（219、268），阳明少阳合病 1 条（256）。从这些条文来看，合病的概念十分模糊，没有统一标准。根据合病的概念，合病必须是所合之病同时出现。因而，我们给合病重新下一定义，不同部位中六病的相互复合称为合病。这样不但合病的概念明确了，也扩大了《伤寒论》合病的内容，三阴病可复合，三阳病与三阴病皆可复合。

《伤寒论》中共 5 条（48、142、171、150、220）提到并病，后世一般根据第 48 条"二阳并病，太阳病初得病时，发其汗，汗出不彻，因转属阳明。"第 142 条"太阳与少阳并病，头项强痛，或眩冒，时如结胸，心下痞硬者。"解释为一经之证未罢，又见到另一经症状，这样使合病与并病在概念上相互重复。实际上合病的含义为两病复合后而融为一种病，并病为两病复合后而仍然并列存在。这种病名对辨证并没有帮助。因此，三部六病把并病赋予了新的含义，即同一部位上不同阴阳属性的两种证相互复合，形成同一性的病症，它在外显现出模糊性，非寒非热，非虚非实，只有部性而没有病性，因而三部六病又称并病为部证。

合病、并病重新命名后，不仅指导辨证，同时也指导治疗，合病合方，并病协调。

四、其他类

阳微结、纯阴结、谷疸、瘤瘕、亡阳、热入血室、蓄血、水逆、瘀血、寒格、戴阳、奔豚、除中、胃家实、脾约、痈脓、阳旦，以上这些概念，既指症状，也指病机，是中医独有的术语。有些概念至今仍有实用价值，如亡阳、蓄血、瘀血、水逆、寒格、戴阳、奔豚、除中、痈脓等；而有一些术语如今已不多使用，如阳微结、纯阴结、谷疸、瘤瘕、阳旦、阴阳易等；有一些概念的内容则需进一步研究探讨。

1. 热入血室

《伤寒论》第143、144、145、216四条提到热入血室。

第143条："妇人中风，发热恶寒，经水适来，得之七八日，热除而脉迟身凉。胸胁下满如结胸状，谵语者，此为热入血室也，当刺期门，随其实而泻之。"

第144条："妇人中风七八日，续得寒热，发作有时，经水适断者，此为热入血室，其血必结，故使如疟状，发作有时，小柴胡汤主之。"

第145条："妇人伤寒，发热，经水适来，昼日明了，暮则谵语如见鬼状者，此为热入血室，无犯胃气及上二焦，必自愈。"

第216条："阳明病，下血谵语者，此为热入血室，但头汗出者，刺期门，随其实而泻之，濈然汗出则愈。"

血室的位置在半表半里部的腹腔，与肝、脾关系密切，涉及子宫，多影响妇女月经。

2. 胃家实

第 179 条："正阳阳明者，胃家实是也。"第 180 条："阳明之为病，胃家实是也。"胃家，包括整个里部系统。《伤寒论》中，胃、胃中、胃气不和都不是指胃本身，而是指包括胃在内的整个消化道。

3. 脾约

第 179 条："太阳阳明者，脾约是也。"第 247 条："趺阳脉浮而涩，浮则胃气强，涩则小便数，浮涩相搏，大便则硬，其脾为约。"顾名思义，脾约即脾的功能受到约束。

从条文可以看出，脾为里部的重要组成部分。第 278 条："伤寒脉浮而缓，手足自温者，系在太阴，太阴当发身黄，若小便自利者，不能发黄，至七八日，虽暴烦下利日十余行，必自止，以脾家实，腐秽当去故也。"脾不是一个脏器，而是一个系统，故仲景称之为脾家。胃家、脾家共同组成里部系统，共同完成饮食物的受纳、腐熟、消化、转输、排泄等。脾胃气简称胃气，胃气强、胃气不和形成阳明病，胃气弱则成太阴病，胃气和则能消谷化物。如第 280 条："太阴为病，脉弱，其人续自便利，设当行大黄、芍药者，宜减之，以其人胃气弱，易动故也。"第 398 条："脾胃气尚弱，不能消谷。"第 29 条："若胃气不和，谵语者，少与调胃承气汤。"

脾家包括了消化腺、肝、胰的功能，也包括了小肠的消化吸收功能和大肠的吸水功能，脾在中医中主要指功能，是几个脏器功能的集合体。胃肠道的水液代谢是循环的，"饮入于胃，游溢精气，上输于脾，脾气散精，上归于肺，通调水道，下输膀胱，水精四布，五经并行"。进入胃中的水吸收入血，血中的水还要部分地回到胃肠道。吸收水的功能降低叫太阴病，回吸收水的功能降低则叫脾约，形成阳明病。因此脾与胃协调统一，共同完成里部功能。它们是一个系统的两种分工，不可分割。

第五节　辨证规律

辨证是中医的核心，究竟什么是证？证有什么特性？其发生机理如何？仲景对此有深刻的论证。第16条"观其脉证，知犯何逆，随证治之"概述了仲景辨证施治的内容。

一、证的特性

辨证的第一步是识症。要把四诊所得脉证，通过分析综合，给予准确诊断治疗。做到"知犯何逆"是一个十分艰苦复杂的思维过程，这就要求从各种不同的症状中找出它们的个性和共性，从感性上升到理性。

1. 证的多样性

同一本质的表现是多种多样的。同一疾病由于其新旧缓急、轻重浅深及机体反应性不同，所表现的脉证也是不一样的，这就叫证的多样性。《伤寒论》六病的提纲是对疾病症候不同阶段的共性概括，如"阳明之为病，胃家实是也"。胃家实是阳明病共有特性。共性存在于个性之中，只有深入到个性之中，掌握证的多样性，才能对疾病做出准确诊断。第97条"渴者属阳明"，第384条"欲似大便，而反矢气，仍不利者，此属阳明也"，第185条"伤寒发热无汗，呕不能食，而反汗出濈濈然者，是转属阳明也"，第207条"阳明病，不吐不下，心烦者，可与调胃承气汤"，第240条"病人烦热，汗出则解，又如疟状，日晡所发热者，属阳明也"，上述渴、大便不利、呕不能食、汗出濈濈然、心烦、谵语、发潮热等都是"胃家实""不更衣""不大便"的类证，体现了证的多样性。

证的多样性，在方证的变异上表现更为突出，如桂枝汤证。第12条："太阳中风，阳浮而阴弱，阳浮者热自发，阴弱者汗自出，啬啬恶寒，淅淅恶风，翕翕发热，鼻鸣干呕者，桂枝汤主之。"第13条："太阳病，头痛，发热，汗出，恶风，桂枝汤主之。"第53、54条"自汗出""时发热"，第91、387条"身痛不休"，第45条"脉浮"等，脉证表现各异，但病相同，皆是桂枝汤证。深入研究证的多样性，对扩大方剂的临床使用范畴、探讨中医证的本质是十分重要的途径。

2. 证的多义性

一个本质有多种表现形式，同一表现形式也可反映不同的本质。疾病也是这样，同一脉证可代表不同的本质，或寒或热，或虚或实，或表或里，这种脉证的非特异性表现，即证的多义性。中医病名，大多属于多义证，因而在治疗上便产生了辨证分型的问题。如黄疸，它可在六病各个阶段出现，因而对黄疸的辨证论治绝不是一证一方，应病、症合参，对证治疗。第236、260条的茵陈蒿汤证，为阳明黄疸，治以通里攻下、清热退黄。第261条栀子柏皮汤证治少阳黄疸，治以清热退黄。第231条小柴胡汤为半表半里部证黄疸，治以协调表里、调和阴阳。第262条麻黄连轺赤小豆汤证治太阳黄疸，治以发汗解表、清热退黄。第259、195条为太阴黄疸，治以温阳利水退黄，方用《金匮要略》茵陈五苓散。第153条为少阴、厥阴黄疸，治以救阳回逆、利水退黄，方用茵陈茯苓四逆汤类。由《伤寒论》我们可以清楚地看到，一个黄疸证可出现许多方证，这就是证的多义性。

证的多义性中有一种特殊类型，即证的反义性。第11条"病人身大热，反欲得衣者，热在皮肤，寒在骨髓也；身大寒，反不欲近衣者，寒在皮肤，热在骨髓也"，对寒热反义的现象与本质进行了概括。具体方证如桂枝汤证之"阳浮者热自发"、通脉四逆汤证之"戴阳"、白虎汤证之"热厥"、第332和333条之"今反能食，此

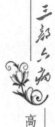

名除中，必死"等。反义证实际上是真假证，即现象与本质不一致，临床上如果不能见微知著，往往差之毫厘，谬以千里。

3. 证的复合性

机体是一个有机整体，各部之间相互联系，协调统一，疾病的发生是相互影响、错综复杂的。

（1）合病。

第 357 条麻黄升麻汤证，为厥阴病之"寸脉沉而迟，手足厥逆，下部脉不至"、少阳病之"咽喉不利，唾脓血"、太阴病之"泄利不止"三病复合而成。本条揭示了六病的相合规律，异部复合，合病合方是其治疗原则，各病保持独立性。

（2）并病。

第 31 条葛根汤证、第 96 条小柴胡汤证、第 157 条生姜泻心汤证，分别代表了表部、半表半里部、里部三部之中寒热错杂、虚实并见、矛盾双方共存同一部中的同一性，三部六病称之为部证，或并病。这提示了证的又一复合规律，阴阳两种证型共存同一部中，形成疾病的同一性，表现出非阴非阳的证的复合型。

（3）兼证。

第 352 条当归四逆加吴茱萸生姜汤证，为厥阴病兼里寒证，治疗原则以方加药。《伤寒论》中桂枝加大黄汤证、葛根加半夏汤证、柴胡加芒硝汤证、桂枝加葛根汤证等，共同提示了兼证复合规律，一病兼见一单证，相互保持独立性。

（4）合证。

第 155 条附子泻心汤证，为半表半里热证与寒证相复合，三部六病称单证复合为合证。如麻黄汤证为表寒实合证，麻黄附子甘草汤证为表寒、半表半里寒合证。这些合证揭示了单证的复合规律，不同部位的单证或同一部位不同阴阳属性的单证相互复合，治疗原则为合证合药，各单证保持独立性。

这样我们从《伤寒论》中找出了除六病之外的四种复合形式，

合病、兼证、合证和并病。

4. 证的传变性

任何疾病都有其发生、发展和转归的演变过程，作为反映疾病的证，也不是固定不变的，而是不断变化的。六病是疾病不同阶段的划分，六病之间可以相互过渡和转化。

（1）六病的单一传变。

有阳转阳、阴转阴、阳转阴、阴转阳四种情况。第 220 条 "二阳并病，太阳证罢，但发潮热，手足漐漐汗出，大便难而谵语者，下之则愈，宜大承气汤"，此为阳转阳。第 26 条 "服桂枝汤，大汗出后，大烦渴不解，脉洪大者，白虎加人参汤主之"，此为阳转阴。第 296 条 "少阴病，吐利燥烦，四逆者，死"，此为阴转阴。第 187 条 "伤寒脉浮而缓，手足自温者，是为系在太阴……至七八日大便硬者，为阳明病也"，此为阴转阳。

（2）六病的复合传变。

一部一病在一定条件下转为多部多病，即六病的复合传变。如 357 条："伤寒六七日，大下后，寸脉沉而迟，手足厥逆，下部脉不至，咽喉不利，唾脓血，泄利不止者，为难治，麻黄升麻汤主之。"本条为伤寒大下后，出现少阳、太阴、厥阴的复合传变。

（3）证的量变。

证在没有发生六病传变之前的变化，都为量的变化，即证的轻重变化。如第 301 条麻黄细辛附子汤证到第 302 条麻黄附子甘草汤证，这就是证的时空性，即量的变化。

证的传变一般受诸多因素影响，如邪气强弱、正气盛衰、治疗正误、病程长短等。第 149 条："伤寒五六日，呕而发热者，柴胡汤证具，而以他药下之，柴胡汤证在者，复与柴胡汤，此虽下之，不为逆，必蒸蒸而振，却发热汗出而解。若心下满而硬痛者，此为结胸也，大陷胸汤主之。但满而不痛者，此为痞，柴胡不中与之，宜半夏泻心汤。"同一柴胡证，误下后出现三种转归，有证不变者，有转为结胸者，有转为痞证者。

二、辨证论治

识证是感性认识，把错综复杂的证上升为理性认识，做到"知犯何逆，随证治之"，则需定位、定性、立法、处方，这一过程就叫辨证论治。

1. 按部定位

辨证之初，先辨病位，分清表证、里证、半表半里证，这是辨证论治的第一步。第61条："下之后，复发汗，昼日烦躁不得眠，夜而安静，不呕不渴，无表证，脉沉微，身无大热者，干姜附子汤主之。"本条举例说明了按部定证的方法，里部有二证，虚则太阴，实则阳明，不呕为无太阴证，不渴是无阳明证，无表证是指无太阳证和厥阴证。这样三部之中无表证，无里证，只剩下半表半里证，由此可以定位在半表半里。第148条："伤寒五六日，头汗出，微恶寒，手足冷，心下满。口不欲食，大便硬，脉细者，此为阳微结，必有表，复有里也。脉沉，亦在里也。汗出为阳微，假令纯阴结，不得复有外证，悉入在里。此为半在里半在外也。"本条反复辨证，按部定证，"微恶寒，手足冷"病在表，"心下满，口不欲食，大便硬"病在里，"头汗出，脉细"为半表半里，本条证候虽繁，但不出表、里、半表半里三部。仲景之辨证，必先按部定位。

2. 据证定性

定位之后，次以定性。每一部位所表现的症候群都具有阴阳二性的反应，表现阳性反应的为三阳病，表现阴性反应的叫三阴病。这样三个部位上依据截然不同的阴阳两种病性，就划分出六类症候群，这就是六病。六病提纲，先定位，后定性，则阴阳分，六病明。六病阴阳的辨证大纲为第7条"病有发热恶寒者，发于阳也，无热恶寒者，发于阴也"，阴阳即寒热，寒热表征阴阳。如第187条"伤寒脉浮而缓，手足自温者，是为系在太阴……至七八日，大便硬者，为阳明病也。"本条就是在定位的基础上，然后据证定性，划归阴阳。第279条："本太阳病，医反下之，因而腹满时痛者，属太阴也，桂枝加芍药汤主之；大实痛者，桂枝加大黄汤主之。"表证入里腹满时痛，病症属太阴，大实痛，为阳明证。

3. 辨证定方

辨证是为了论治，论治是辨证的目的。辨明六病只是认识了疾病，即"知犯何逆"。更重要的是要解决疾病，"随证治之"。辨证定方，是在六病共性之中寻求汤证个性的方法。一个病症中，包含着许多汤证，不了解汤证，就不能完全了解六病的具体治疗。麻黄汤证、桂枝汤证、柴胡汤证、承气汤证等，都属汤证范围。以小柴胡汤证为例，第149条："伤寒五六日，呕而发热者，柴胡汤证具，而以他药下之，柴胡证仍在者，复与柴胡汤。"第101条"伤寒中风，有柴胡证，但见一证便是，不必悉具。凡柴胡汤病证而下之，若柴胡证不罢者，复与柴胡汤。"从上述两条可以看出，证不变，方不变，一证一方。另外一个汤证有时包括若干个症状，在这种情况下，但见一证便是，不必悉具，这是医学上对疾病本质的高度概括。这样，在辨证时，从整体上分出三部，由三部划分出六病，再从六病之中列出汤证，从分析到综合，再由综合到分析，构成了一个完整的辨证过程。

4. 以方定名

《伤寒论》中有桂枝证、柴胡证之称，推而广之，仲景112方证皆可以方名证。非此方不治此证，非此证不用此方。方证互证，两相辉映，相得益彰。以方名证是仲景辨证论治的创举，是对证的规律性概括和对方的高度归纳。"方证"是辨证的最终结果，是施治的客观依据。辨证准确与否，只有方才能提示和证明；方剂的有效与否，只有证才能反证。因此，只有方才能揭示证的本质（阴阳单复），反映证的病势（轻重缓急），验证证的病程（长短曲折），方是辨证论治过程的综合体现。

如桂枝汤证是寒是热是虚是实，只有方才能揭示。桂枝汤为温补之剂，可调和营卫，服务对象是表虚寒厥阴病，桂枝汤证为表部小虚小寒之证，只需"消息和解其外"则愈，不需大温大补。这样以方测证，以方名证，方证互补，才能检验方证的正误，只有方明证晰，一一对应，辨证论治才有立竿见影之效。

三、辨证方法

"观其脉证，知犯何逆，随证治之"是指导我们辨证施治的总纲。证是最后归类的证候，经过反复观察分析得出，具有施治分明、纲举目张的特点。证的得出，是将众多的证候先按部位划分出表证、里证、半表半里证。再根据每个证区分出阴阳二性，区别出六种证。最后根据每个证中的个性，找出和其对应的汤证，构成一个辨证的体系。具体采用的辨证方法，《伤寒论》中有如下几种：

1. 推理定证

第148条："伤寒五六日，头汗出，微恶寒，手足冷，心下满，口不欲食，大便硬，脉细者，此为阳微结，必有表，复有里也。脉沉，亦在里也。汗出为阳微，假令纯阴结，不得复有外证，悉入在里，此为半在里半在外也。脉虽沉紧，不得为少阴病，所以然者，阴不得有汗，今头汗出，故知非少阴也。可与小柴胡汤。"根据证候推理，仲景首先确定必有表，复有里。然而它们既非表证，也非里证，病位在半表半里，故说"此为半在里半在外也"。半表半里有少阴病与少阳病，虽有"脉沉紧"又不是纯阴结少阴病，少阴病不应该有头汗出。故说："阴不得有汗，今头汗出，故知非少阴也。""头汗出"是阳微结，又不是纯少阳病的存在。由此推断，半表半里部的少阳病与少阴病同时存在，然而既非少阴也非少阳，是矛盾双方依据一定条件共处于统一体中，呈现同一性表现，形成了新的系统质。因而，在治疗上调和阴阳，协调半表半里，使"上焦得通，津液得下，胃气因和，身濈然汗出而解"，这一辨证方法就是逐层分析，推理定证。

2. 以治求证

临证许多病，往往具有双重性或多义性，用推理的方法很难辨明属何方证。这时仲景就采用以治求证的方法。本方法的先决条件为通过治疗不会产生变证或误治。先以多发证进行治疗，这也叫诊断性治疗。如第 100 条："伤寒，阳脉涩，阴脉弦，法当腹中急痛，先与小建中汤，不瘥者，小柴胡汤主之。"临床上阳脉涩，阴脉弦，腹中急痛多属太阴虚寒证，但还有一种不是因里部虚寒而致，是肠道乳糜池阻塞不通，引起胃肠平滑肌痉挛而致。脉证虽同而病因各异，在无法辨别是非之前，先以多发证小建中汤治之。如不瘥者，并不引起变证，导致误治，这时再易他法，以小柴胡汤疏通淋巴管。又如第 214 条："阳明病，谵语，发潮热，脉滑而疾者，小承气汤主之。因与承气汤一升，腹中转气者，更服一升，若不转气者，勿更与之，明日又不大便，脉反涩者，里虚也，为难治，不可更与承气汤也。"本条通过对证治疗，如腹中转气者为胃气尚旺，虽出现虚象，仍可以小承气汤攻里和中。如果腹中不转气者，滑疾脉变为微涩脉，这是通过治疗后，病症得到本质的暴露，因而不可再用承气汤，应改用太阴病四逆理中类。这种以治求证，实际上是投石问路的诊断性治疗，前提条件为不使病情恶化和影响后来处方治疗效果。

3. 以症求证

本方法是依据一些特异性体征或症状进行辨证推理。如第 237 条："阳明证，其人喜忘者，必有蓄血，所以然者，本有久瘀血，故令喜忘。"第 277 条："自利不渴者，属太阴，以其脏有寒故也。当温之，宜服四逆辈。"以症求证是《伤寒论》中较普遍的辨证方法，然而它必须是特异性症状。

4. 以脉测证

第 23 条："脉微而恶寒者，此阴阳俱虚。"第 49 条："尺中脉微，此里虚。"第 50 条："假令尺中迟者，不可发汗，何以知之然，

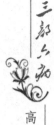

以荣气不足，血少故也。"第 60 条："下之后复发汗，必振寒，脉微细，所以然者，以内外俱虚故也。"从以上条文可以看出，以脉测证是仲景的常用方法。对脉的认识，仲景达到了十分准确的地步，为临床舍证从脉提供了重要线索。

5. 以日推证

第 301 条："少阴病，始得之，反发热脉沉者，麻黄附子细辛汤主之。"第 302 条："少阴病得之二三日，麻黄附子甘草汤，微发汗，以二三日无证，故微发汗也。"上述两条文，从始得之到得之二三日是一个病症，都是发热脉沉。从证上看不出差别，但时间上有差距。从辨证观点看，疾病是不断变化发展的，在未产生质的变化前都是量变或渐变，少阴病始得之表寒较重，二三日后开始入里寒减，因而处方有温阳散寒轻重之不同。以日推证，这在辨证上体现了时空观的概念，可谓辨证精严，法度深奥。

《伤寒论》辨证方法，对指导临床辨别疾病本质有重要意义。正如徐灵胎所说："知病必先知证。凡一病有数证，有病同证异者，有证同病异者，有证病相同者，有证病不相同者，盖合之亦曰病，分之则曰证，因此一证，因不同，治法亦异，变化无穷。当每证究其缘由，评其情况，辨其异同，审其真伪，然后求其治法，辄应手而愈，不知者以为神奇，其实皆有成法也。"

四、越部证的概念及辨证

《伤寒论》中有些病，不依据疾病本身病位而存在，而越居他部，如葛根汤证之下利、桂枝汤证之干呕、十枣汤证之头痛、大承气汤证之目中不了了及睛不和、小柴胡汤证之大便硬及头痛等，诸多此类，给辨证定位带来了干扰。六病依据三部而存在，本部病而症越他部，这种现象如何理解与辨证论治呢？如何与兼证、合证相区别呢？

三部的划分是人为的，客观上三部之间各自遵循着一定的层次有序性和动态平衡性，保持着各自的特有功能。通过气血的循行，表里上下内外左右达成有机的统一体。因此某部的病变病势扩张，则通过经脉影响到其他部，出现与病性、病位不一致的越部证。正如柯琴所说："六经之有正邪、客邪、合病、并病，属脾胃者，犹寇盗充斥，或在本境，或及邻国，或入京师之义也……头项强痛兼鼻鸣干呕者，是太阳风邪侵入阳明之界也……心胸是营卫之本，营卫环周不休，犹边邑之吏民士卒，会于京畿，往来不绝也。"这些生动的比喻，说明了越部证产生的原因，越部证只代表病势的扩张扰及他部，病位、病性不出本部，因而无论在辨证上，还是治疗上都无意义。它多是在大堆本部证的基础上兼带一二越部证，辨证治疗时要认清本部证，不被越部证所迷惑。

越部证往往容易与兼证、合证相混淆。兼证、合证都是在本病之外又兼合他病，现象与本质是一致的，辨证论治必须全面兼顾，不可偏废，合病合方，兼证加药，合证合药。而越部证则不能反映病位、病性，不能作为辨证论治的依据，本部证治愈后，越部证也应之而愈。如葛根汤证之下利，大承气证之目中不了了、睛不和、谵语等，在治疗上并没针对越部证而施治。兼证、合证则不然，如桂枝加大黄汤证之大实痛、栀子生姜豉汤之呕等，不加大黄、生姜，则大实痛、呕不能解决。这就要求辨证时必须区分开越部证和兼证、合证，既不能头痛医头，脚痛医脚，也不能顾此失彼。

五、实案举隅

《伤寒论》中所有方证都是很好的案例，其中第23、29条最能全面反映仲景的辨证思路与具体施治方法。下面以第29条为例来说明。

"伤寒，脉浮，自汗出，小便数，心烦，微恶寒，脚挛急，反与桂枝汤欲攻其表，此误也。得之便厥，咽中干，烦躁，吐逆者，作甘草干姜汤与之，以复其阳；若厥愈足温者，更作芍药甘草汤与之，其脚即伸；若胃气不和，谵语者，少与调胃承气汤；若重发汗，复加烧针者，四逆汤主之。"本证共有六个脉证：脉浮、自汗出、小便数、心烦、微恶寒、脚挛急。仲景首先观其脉证，依据脉浮、自汗出、微恶寒辨证为桂枝汤证。"服汤后，得之便厥，咽中干，烦躁，吐逆"，仲景为叹曰"此误也"，热病热治，汗出亡阳。从本段的"更作芍药甘草汤"叙述可以看出，本证起始便为芍药甘草汤证，"脉浮，自汗出，小便数，心烦，微恶寒"五症都是脚挛急的越部证，之所以误治，就是没有区分开越部证。"若胃气不和，谵语者"是服甘草干姜汤阳复太过，所以"少与调胃承气汤"，泻去有余之阳而愈。如果仍然不能辨别其他五症为脚挛急的越部证，一误再误，最后必然导致虚脱，形成四逆汤证。

本条在辨别越部证上、误治救逆上、六病转化上，告诉了后人辨证上如何灵活变通，见微知著，总结教训。

第六节　张仲景组方原则及其分类

所谓医者，准确的诊断和有效的治疗，二者缺一不可。《伤寒论》既是一部辨证学典籍，也是一部治疗学典籍。其所载方剂，经千百年临床验证，行之有效。《针灸甲乙经》云："伊尹以元圣之才，撰用《神农本草》以为汤液，汉张仲景论广汤液为数十卷，用之多验。"仲景之方称为医方之祖、万世准绳。只要辨证准确，一证一方，药到病除，此所谓经方之效。

仲景的方剂组成非常严格，方剂使数种药物有机地结合起来，发挥一种功能。随便加减药物只能是汇集本草，不会收到良好的效果。方剂不同于药物，数药相合不再是药物的性质，而出现了方剂的性质。各味药物由分散到组成一个方剂，不单是数量的相加，而且是有机的结合，形成一个有机整体，不是量变而是质变，这就是药物与方剂的根本区别。以桂枝汤为例，桂枝汤将芍药用量加倍，则成为桂枝加芍药汤，由治表转为治里。第279条："本太阳病，医反下之，因而腹满时痛者，属太阴也，桂枝加芍药汤主之。"桂枝汤三阴皆治，关键在于芍药用量，大量作用于里部，中量作用于半表半里部，小量作用于表部。第62条："发汗后，身疼痛，脉沉迟者，桂枝加芍药生姜各一两人参三两新加汤主之。"参第50条："假令尺中迟者，不可发汗，何以知然？以荣血不足，血少故也。"芍药中量治半表半里少阴病。仲景组方之严格，选药之精良，为后世医者望尘莫及。

俗曰：中医不传之秘在药量。不同病性，处以不同用量，才能达到理想效果。桂枝麻黄各半汤可引起小发汗，仅用麻黄汤中麻黄的1/3量；桂枝二越婢一汤，麻黄仅用麻黄汤中1/4量；桂枝二麻黄一汤中麻黄仅用麻黄汤中1/5的量，由此可见仲景对组方剂量也是十分慎重和严格的。

一个方剂中，药味和药量都存在一个最佳比例，治疗有个最佳效果。随便更动其中的药味和药量都会改变方剂的性质和作用，失去原来的平衡。方剂的成分是决定疗效的保证，方剂的浓度是决定疗效的依据。一个好的方剂必须是经过多次临床检验，优者继承，劣者淘汰，而最终证实其疗效，做到非此方不能治此证，非此证不用此方。方证相对，两相呼应，相得益彰，这是研究方剂学的根本途径。

仲景组方用药的原则大致有八类：

第一，一方中突出一味或数味药的主导作用，其他药起辅助作用，则以其主药命名方剂。

桂枝汤中桂枝起主导作用，与芍药相伍，全方的功效在于温阳敛阴、调和营卫，主治发热、汗自出、恶风、脉缓或肢节痹痛的表虚寒证，故本方命名为桂枝汤。

麻黄汤中以麻黄为主导，配伍桂枝以止痛，杏仁以平喘，全方功效解表散寒，主治头痛、发热、身疼腰痛、骨节疼痛、恶寒、无汗而喘，故本方命名为麻黄汤。

葛根汤中以葛根为主导，配伍麻黄以发汗，桂枝汤以温阳敛阴，全方功效解肌发表、和解阴阳。

小柴胡汤中起主导作用的为柴胡，配黄芩清热、半夏止呕、人参止烦，全方协调半表半里，和解阴阳，主治往来寒热、胸胁苦满、默默不欲饮食、心烦喜呕。

黄连汤、黄芩汤、麻子仁丸、猪苓汤、文蛤汤、附子汤、吴茱萸汤、甘草汤、桔梗汤、猪肤汤、苦酒汤、半夏散、炙甘草汤、茵陈蒿汤、乌梅丸、白头翁汤、瓜蒂散等，这些方剂中都是突出被命名药的主导作用，但是决不能说方剂就是主导药的作用。另外一些方剂的主导药并不是一味，如：柴胡桂枝干姜汤、旋覆代赭石汤、竹叶石膏汤、干姜附子汤、甘草附子汤、桂枝附子汤、桂枝人参汤、枳实栀子豉汤。

第二，一方中选用数种药物的联合作用，通过各药的相互作用，达到治病目的。各药之间是平行关系，互相制约，互相促进，形成一个功效，这时以各药名称共同命名。

麻杏甘石汤中四药：麻黄、杏仁、石膏、甘草缺一不可，共同担负清热解表平喘的功效，虽有麻黄而不发汗，主治汗出而喘，无大热。

麻黄细辛附子汤三药共同起到温阳解表的作用，主治表寒与半表半里寒合证之无汗、发热、脉沉。

葛根黄芩黄连汤中三药相伍，解表清热止利，达到引热出表的目的，主治表热里热合证之汗出而喘、协热而利。

茯苓桂枝白术甘草汤中四药为伍，相互为用，共同起到温阳利水的作用，主治少阴寒、太阴虚合证之心下逆满、气上冲胸、起则头眩、脉沉紧、发汗则动经、身为振振摇。

桂枝甘草龙骨牡蛎汤、茯苓桂枝甘草大枣汤、麻黄附子甘草汤、栀子豉汤、栀子甘草豉汤、栀子生姜豉汤、栀子干姜汤、栀子柏皮汤、栀子厚朴汤、干姜黄芩黄连人参汤、厚朴生姜半夏甘草人参汤、黄连阿胶汤、麻黄连翘赤小豆汤、五苓散等，这些方剂都是诸药相互制约，相互促进，共同达到治疗目的，缺一不可。

第三，一方之中，通过几味药的相互作用，达到一个治疗作用，以其达到的作用命名。

调胃承气汤中大黄、芒硝、甘草三药共同作用起到了和顺胃气的作用，胃气以降为顺，调胃承气汤其势下行，故以调胃承气功用命名，主治胃气不和、谵语、潮热、大便硬。大承气汤、小承气汤也取意于此，只是在程度上有区别。

小建中汤中诸药相伍，共同起和中缓急的作用，主治太阴病阳脉涩，阴脉弦，腹中急痛证。

小陷胸汤、大陷胸汤、大陷胸丸，取意攻陷胸胁结水之证。抵当汤、抵当丸取意直抵少腹，不可阻挡之势。理中汤取于调理中焦、温补脾胃之意。

半夏泻心汤、生姜泻心汤、甘草泻心汤、大黄黄连泻心汤、附子泻心汤、桃核承气汤、通脉四逆汤、蜜煎导方等，都是在突出主导作用同时，全方达到一个治疗效果，因而复合命名。

第四，一方之中，数药结合，组成一种治法，采用取类比象的方法给方剂命名。

白虎汤，石膏、知母、甘草、粳米四药组合构成一种疗法，清热降温，如白虎肃杀威慑。

大青龙汤、小青龙汤，取青龙行云布雨之发汗之功。

真武汤（即玄武汤）等六神二旦汤皆取类比象，以构成一种特殊治疗方法。

第五，一方中，数药为伍，达到治愈某证的目的，则以其病症

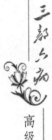

命名。

四逆散，柴胡、枳实、芍药三药与四逆汤完全不同，但治疗的症状是一致的，故也以四逆命名。

当归四逆汤、通脉四逆汤、茯苓四逆汤、白通汤等都是复合的命名方法，或突出主导药加主治症，或功效加主治症，或突出主药，同时加功效与主治症。

第六，一方中，数药为伍，煎后出现特殊色泽，则以汤剂的色泽命名，如桃花汤。

第七，药证（单证）方，以某药对某证的独特功效为基础的单方称药证方。

桂枝甘草汤温阳平冲，主治少阴寒证之发汗过多，其人叉手自冒心，心下悸，欲得按者。

芍药甘草汤清热平挛痉，主治少阳热证之脚挛急。

甘草干姜汤回阳救逆，主治少阴寒之四肢厥逆。

在方剂加减重组过程中，兼证加药都依据本原则。桂枝加桂汤，以治疗少阴病奔豚证，气从少腹上冲心；桂枝加芍药汤治疗太阴病腹满时痛；桂枝加大黄汤治疗太阴病兼大实痛证；桂枝加附子汤治疗厥阴病之汗不止，其人恶风，小便难，四肢微急，难以屈伸；桂枝新加汤治疗少阴虚与表寒合证之身疼痛，脉沉迟。

桂枝加葛根汤、桂枝去芍药汤、桂枝去芍药加附子汤、桂枝去桂加茯苓白术汤、桂枝去芍药加蜀漆牡蛎龙骨救逆汤、葛根加半夏汤、柴胡加芒硝汤、柴胡加龙骨牡蛎汤、黄芩加半夏生姜汤、白虎加人参汤、四逆加人参汤、通脉四逆汤加猪胆汁汤、当归四逆加吴茱萸生姜汤、桂枝附子去桂加白术汤等，既可以药证方组合新方，也可从兼证方中分出药证方。如桂枝加葛根汤之葛根甘草汤证为项背强几几；白虎加人参汤之人参证为时时恶风，背微恶寒。

第八，复方，一方由其他两方或多方组成，同时解决相互复合的几个方证。

桂枝麻黄各半汤为桂枝汤与麻黄汤各 1/3 量的合方，主治阴阳俱虚，余邪未解之发热恶痛，热多寒少，如疟状，无汗身痒，脉微而恶寒，面色有热色。

桂枝二麻黄一汤、桂枝二越婢一汤、柴胡桂枝汤、麻黄升麻汤等都是复方。

以上从方剂的命名和组方上讨论了仲景的处方原则，至今仍然值得我们借鉴。徐灵胎说：方剂既成，其药各失其性。一方之性绝非数药之性相加，这就是方剂学的真谛。以药物解方剂的方法应该说是方剂学的倒退。

方剂是为辨证服务的，离开了辨证，方剂也无所适从。因而"观其脉证，知犯何逆，随证治之"一线贯通，不可分离。组方也是这样，必须是在辨证的指导下进行，方剂组成后就表现出完整的汤性，而不再是药性，以桂枝白虎汤为例说明。

桂枝汤是温性方，白虎汤是凉性方，两方复合以后，是温是凉要依据辨证的需要，由桂枝汤和白虎汤的量来决定。如果是治疗热痹，那么桂枝汤在本方之中不表现温性，只取其镇痛之效，取白虎汤清热之功，全方成为清热镇痛剂，这时不能取以桂枝辛温做解释。如果是治疗寒痹，那么白虎汤在本方之中也不再表现凉性，只取其除烦镇痛之功，不取其寒凉之性。如果本方桂枝汤与白虎汤组成平性方，以治没有明显寒热征象的痹证，方剂之中不存温凉的问题。同一方剂，由于主治不同，改变药物的剂量，会使全方的温凉发生改变，可凉可热可平，这就说明了药性是构成汤性的元素，但汤性已不再是药性。

《伤寒论》各论

《伤寒论》三百九十八条，一百一十二方，依据立纲、归类、正误、补缺八字原则，以三部六病为准绳，进行条文重编，方剂新列。

第一章　太阳病与厥阴病

第一节　立纲

一、太阳病提纲

原纲：太阳之为病，脉浮，头项强痛而恶寒。（1）

新纲：太阳病，头项强痛，发热恶寒，无汗，脉浮，或咳喘。

诠释：太阳病为表部阳性病，根据第 7 条"病有发热恶寒者，发于阳也。恶热恶寒者，发于阴也"，阳性病当有发热，故补入；太阳病的热型特点为发热恶寒；根据第 35 条"无汗而喘"为表实证主症，但咳喘非必见症，故加"或咳喘"。

二、厥阴病提纲

原纲：厥阴之为病，消渴，气上撞心，心中疼热，饥而不欲食，食则吐蛔，下之利不止。（326）

新纲：厥阴病，手足逆冷，脉细，恶寒，肢节痹痛。

诠释：原纲非表部阴性病，其自上而下所列皆消化道症状，病

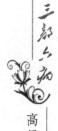

属里部范畴。《伤寒论》原文厥阴病名存实亡。根据第337条"凡厥者，阴阳气不相顺接，便为厥。厥者，手足逆冷是也"，本条概括厥证的机理为"阴阳气不相顺接"，主症为"手足逆冷"。厥阴病为厥证的一种，故应有手足逆冷，是表部虚寒引起的手足逆冷；参照第351条"手足厥寒，脉细欲绝者，当归四逆汤主之"，补入"脉细"；阴性病但恶寒不发热，故补入"恶寒"；表寒证的主症为"肢节痹痛"，参照麻黄汤证、桂枝汤证，故补入。

48

第二节　归类

一、太阳病类证

1. 麻杏甘石汤证

（1）麻杏甘石汤主证。

原文：发汗后，不可更行桂枝汤。汗出而喘，无大热者，可与麻黄杏仁甘草石膏汤。（63）

下后，不可更行桂枝汤，若汗出而喘，无大热者，可与麻黄杏仁甘草石膏汤。（162）

麻黄四两（去节），杏仁五十个（去皮、尖），甘草二两（炙），石膏半斤（碎，绵裹）

上四味，以水七升，煮麻黄减二升，去上沫，纳诸药，煮取二升，去滓，温服一升。

正误补缺：太阳病，汗出而喘，无大热者，麻黄杏仁甘草石膏汤主之；若以桂枝汤发汗，原证仍在，不可更行桂枝汤，仍与麻黄杏仁甘草石膏汤；若服桂枝汤，大汗出后，大烦渴不解，脉洪大者，白虎加人参汤主之。

诠解：原文"不可更行"说明已经误治，不可再误。

本条与第26条皆为麻黄杏仁甘草石膏汤误用桂枝汤发汗，前者未变，后者致变。参第26条："服桂枝汤，大汗出后，大烦渴不解，脉洪大者，白虎加人参汤主之。"补入。

（2）麻杏甘石汤证与桂枝汤证的鉴别。

二证都有发热、汗出。前者无大热，并非不发热，而因为热壅于肺，迫津外出，故无大热而汗出，病在肺故兼喘，性为阳故小便当黄；后者发热为翕翕发热，是阳浮于外的表现。第12条"阳浮者，热自发，阴弱者，汗自出"，就是桂枝汤证发热汗出的病机解释。由于病在表，性为阴，故兼恶风而小便清。

2．大青龙汤证

（1）大青龙汤主证。

原文：太阳中风，脉浮紧，发热恶寒，身疼痛，不汗出而烦躁者，大青龙汤主之。若脉微弱，汗出恶风者，不可服之，服之则厥逆，筋惕肉瞤，此为逆也。（38）

麻黄六两（去节），桂枝二两（去皮），甘草（炙）二两，杏仁十四枚（去皮、尖），生姜三两（切），大枣十枚（擘），石膏如鸡子大（碎）

上七味，以水九升，先煮麻黄减二升，去上沫，纳诸药，煮取三升，去滓，温服一升，取微似汗。汗出多者，温粉扑之。一服汗者，停后服。若复服，汗多亡阳，遂虚，恶风烦躁，不得眠也。

伤寒，脉浮缓，身不疼，但重，乍有轻时，无少阴证者，大青龙汤发之。（39）

正误补缺：38条"太阳中风"与39条"伤寒"为错简，互换。

伤寒，脉浮紧，发热恶寒，身疼痛，不汗出而烦躁者，大青龙汤主之，若脉微弱，汗出而恶风者，不可服之，宜桂枝二越婢一汤。若服之，则筋惕肉瞤，此为逆也，茯苓四逆汤主之。若脉浮缓，身不疼，但重，乍有轻时，不汗出而烦躁，无少阴证者，大青龙汤发之。

诠释：38、39 两条为大青龙汤证的两种表现形式。38 条邪伤浅表，病情较轻，但病症反重；39 条邪伤肌层，病情转重，但病症反轻。此为同一种病不同体质的两种反映，属太阳病。

（2）大青龙汤证鉴别。

原文：太阳病，发热恶寒，热多寒少，脉微弱者，此无阳也，不可发汗，宜桂枝二越婢一汤。(27)

诠释：本证与大青龙汤证差别在于汗出恶风，脉微弱。

原文：少阴病，始得之，反发热，脉沉者，麻黄附子细辛汤主之。(301)

诠释：本证与大青龙汤证的差别在于烦躁而脉沉，有少阴证。

二、厥阴病类证

1. 当归四逆汤证

原文：手足厥寒，脉细欲绝者，当归四逆汤主之。(351)

当归三两，桂枝三两（去皮），芍药三两，细辛三两，甘草二两（炙），通草二两，大枣二十五枚（擘，一法，十二枚）

上七味，以水八升，煮取三升，去滓，温服一升，日三服。

诠释：本证为厥阴病主方证，为表部血虚寒凝，血行不畅所致。

2. 桂枝汤证

（1）桂枝汤主证。

原文：太阳病，头痛，发热，汗出恶风者，桂枝汤主之。(13)

正误补缺：厥阴病，头痛，发热，汗出，恶风，桂枝汤主之。

诠释：本证为桂枝汤主证，属厥阴病类证。

（2）太阳中风证。

原文：太阳中风，阳浮而阴弱，阳浮者热自发，阴弱者汗自出。啬啬恶寒，淅淅恶风，翕翕发热，鼻鸣干呕者，桂枝汤主之。(12)

桂枝三两（去皮），芍药三两，甘草二两，生姜三两（切），大枣十二枚（擘）

上五味，㕮咀三味，以水七升，微火煮取三升，去滓，适寒温，服一升。服已须臾，啜热稀粥一升余，以助药力。温覆令一时许，遍身漐漐微似有汗者益佳，不可令如水淋漓，病必不除。若一服汗出病瘥，停后服，不必尽剂。若不汗，更服依前法。又不汗，后服小促其间，半日许令三服尽。若病重者，一日一夜服，周时观之。服一剂尽，病症犹在者，更作服。若不汗出，乃服至二三剂。禁生冷、黏滑、肉面、五辛、酒酪、臭恶等物。

诠释：本证以太阳中风命名，意在与太阳病区别。本证为表虚寒证，属厥阴病类证。发热为阳浮于外，真寒假热之象，汗出为真阴外漏，阴弱之象。恶寒恶风皆虚寒之证，鼻鸣干呕为表部受邪，鼻腔通气过度所致。

（3）桂枝汤适应证。

原文：病常自汗出者，此为荣气和，荣气和者，外不谐，以卫气不共荣气谐和故尔。以荣行脉中，卫行脉外，复发其汗，荣卫和则愈，宜桂枝汤。（53）

病人脏无他病，时发热自汗出而不愈者，此卫气不和也，先其时发汗则愈，宜桂枝汤。（54）

吐利止而身痛不休者，当消息和解其外，宜桂枝汤小和之。（387）

桂枝三两（去皮），芍药三两，生姜三两，甘草二两（炙），大枣十二枚（擘）

上五味，以水七升，煮取三升，去滓，温服一升。

伤寒，医下之，续得下利清谷不止，身疼痛者，急当救里，后身疼痛，清便自调者，急当救表。救里宜四逆汤，救表宜桂枝汤。（91）

下利腹胀满，身体疼痛者，先温其里，乃攻其表，温里宜四逆

汤，攻表宜桂枝汤。(372)

正误补缺：病常自汗出者，复发其汗，宜桂枝汤；病人脏无他病，时发热自汗出而不愈者，先其时发汗则愈，宜桂枝汤；太阴病，四逆汤证，病愈后，身痛不休者，当消息和解其外，宜桂枝汤。

诠释：只要是表虚寒所引起的时发热，自汗出，身疼痛，脉浮缓等轻证，皆可使用桂枝汤小和其外，使卫气和则愈。

桂枝汤证产生机理，《黄帝内经·阴阳应象大论》说："阴在内，阳之守也，阳在外，阴之使也。"《黄帝内经·生气通天论》又说："阳者，卫外而为固也……阴者，藏精而起亟也。""凡阴阳之要，阳密乃固，两者不和，若春无秋，若冬无夏，因而和之，则为圣度。""阳强不能密，阴气乃绝。"表阳为卫，阴为营，阳虚不能密，则浮越于外，出现假热，故曰卫强营弱。桂枝汤温阳敛阴，调和营卫，为温补之小剂。

(4) 桂枝汤证与阳明病的鉴别。

原文：伤寒，不大便六七日，头痛有热者，与承气汤。其小便清者，知不在里，仍在表也，当须发汗，若头痛者，必衄，宜桂枝汤。(56)

太阳病，下之后，其气上冲者，可与桂枝汤，方用前法，若不上冲者，不得与之。(15)

正误补缺：伤寒，不大便六七日，头痛有热，其小便清者，知不在里，仍在表也，宜桂枝汤。下之后，其气上冲者，可与桂枝汤，方用前法，若不上冲者，不得与之。

诠释：桂枝汤证出现六七日不大便是因为病人多日无进食，只饮水而致，并非燥屎形成，其鉴别点在小便清。误下后，其气上冲，说明胃气不虚，未误治致变，故仍以桂枝汤调和营卫，平冲降逆。气不上冲，为形成太阴，方用四逆辈。

"若头痛者，必衄"为麻黄汤变证，故去。

（5）桂枝汤禁忌证。

原文：太阳病三日，已发汗，若吐，若下，若温针，仍不解者，此为坏病。桂枝不中与之也。观其脉证，知犯何逆，随证治之。桂枝本为解肌，若其人脉浮紧，发热，汗不出者，不可与之也。常须识此，勿令误也。（16）

诠释：脉浮紧，发热，汗不出者为太阳伤寒，即表寒实证。当以麻黄汤发汗解表，祛寒止痛。桂枝汤为敛汗剂，而非发汗剂。麻黄汤证误以桂枝汤，不但病不解，反而加重病情。如果经汗、吐、下、温针诸法病仍不解者，此为坏病，不可再用桂枝汤，一误再误，当"观其脉证，知犯何逆，随证治之"。

3. 桂枝附子汤证

原文：伤寒八九日，风湿相搏，身体疼烦，不能自转侧，不呕不渴，脉浮虚而涩者，桂枝附子汤主之。（174）

桂枝四两（去皮），附子三枚（炮，去皮，破），生姜三两（切），大枣十二枚（擘），甘草二两（炙）

上五味，以水六升，煮取二升，去滓，分温三服。

诠释：本证为厥阴病类证。"风湿相搏"是讲病因病机；"不呕不渴"言里部无病；"脉浮虚而涩"言表部虚寒；卫阳受伤，不能温煦肌腠，故"身体疼烦，不能自转侧"。

4. 甘草附子汤证

原文：风湿相搏，骨节疼烦，掣痛不得屈伸，近之则痛剧。汗出短气，小便不利，恶风不欲去衣，或身微肿者，甘草附子汤主之。（175）

甘草二两（炙），附子二枚（炮，去皮，破），白术二两，桂枝四两（去皮）

上四味，以水六升，煮取三升，去滓，温服一升，日三服。初服得微汗则解。能食汗止复烦者，将服五合，恐一升多者，宜服六七合为始。

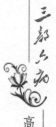

诠释：本证与上证类似，但偏重于虚，故去生姜，减附子而加白术。

三、表部部证

1. 葛根汤证

（1）葛根汤主证。

原文：太阳病，项背强几几，无汗恶风者，葛根汤主之。（31）

葛根四两，麻黄三两（去节），桂枝二两，生姜三两（切），甘草二两（炙），芍药二两，大枣十二枚（擘）

上七味，以水一斗，先煮麻黄、葛根减六升，去白沫，纳诸药，煮取三升，去滓，温服一升，覆取微似汗。余如桂枝法将息及禁忌，诸汤皆仿此。

正误补缺：表部部证（并病），项背强几几，无汗恶风者，葛根汤主之。

诠释：本证为表部同一部位上阴阳两种病性并存的证。项背强几几，无汗，恶风，非虚非实非寒非热，形成了矛盾的统一性。三部六病把此类性质的病症称之为并病或部证。

（2）葛根汤适应证。

①葛根汤兼下利。

原文：太阳与阳明合病者，必自下利，葛根汤主之。（32）

正误补缺：表部证，项背强几几，无汗恶风，下利者，葛根汤主之。

诠解：合病的概念在《伤寒论》中十分模糊。三部六病把合病定义为六病在不同部位上的相互复合。合病的治疗原则为合病合方。本证葛根汤复合下利，仍然使用葛根汤治之，说明下利证不为里部本身病变，而为表部病势扩张，影响里部而出现的越部证。

②葛根汤证兼呕。

原文：太阳与阳明合病，不下利，但呕者，葛根加半夏汤主之。（33）

葛根四两，麻黄三两（去节），甘草二两（炙），芍药二两，桂枝二两（去皮），生姜二两（切），半夏半升（洗），大枣十二枚（擘）

上八味，以水一斗，先煮葛根、麻黄，减二升，去白沫，纳诸药，煮取三升，去滓，分温再服。

正误补缺：表部部证，项背强几几，无汗恶风，不下利，但呕者，葛根加半夏汤主之。

诠释：本证与上条为类证，呕仍然是表部越部证，加半夏的原因是呕吐影响入药，止呕以治其标。

四、表部兼、合证

1. 麻黄汤证

（1）麻黄汤主证。

原文：太阳病，头痛发热，身疼腰痛，骨节疼痛，恶风，无汗而喘者，麻黄汤主之。（35）

麻黄三两（去节），桂枝二两（去皮），甘草一两（炙），杏仁七十个（去皮尖）

上四味，以水九升，先煮麻黄，减二升，去上沫，纳诸药，煮取二升半，去滓，温服八合。覆取微似汗，不须啜粥，余如桂枝法将息。

太阳病，脉浮紧，无汗，发热，身疼痛，八九日不解，表证仍在，此当发其汗。服药已微除，其人发烦，目瞑，剧者必衄，衄乃解，所以然者，阳气重故也。麻黄汤主之。（46）

诠释：麻黄汤证为表寒实证，即大寒束表而表阳亢盛，仲景将其重新命名为伤寒。根据临床观察，伤寒一般在 4～5 小时后就发生

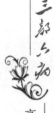

传变，一则寒邪化热，转为大青龙汤证，或麻杏甘石汤证；一则寒邪入里，直中少阴，而成麻黄附子细辛汤证，有的可延至 1~2 天，但很少见。

第 46 条为倒装句，"麻黄汤主之"应在"此当发其汗"之后。麻黄汤证八九日不解，表证仍在，化热加重，故服麻黄汤后出现衄血，这是误治后导致"阳气重故也"。

（2）麻黄汤适应证。

原文：阳明病，脉浮，无汗而喘者，发汗则愈，宜麻黄汤。（235）

正误补缺：伤寒，脉浮，无汗而喘者，发汗则愈，宜麻黄汤。

原文：太阳与阳明合病，喘而胸满者，不可下，宜麻黄汤。（36）

正误补缺：伤寒，喘而胸满者，不可下，宜麻黄汤。

原文：伤寒，脉浮紧，不发汗，因致衄者，麻黄汤主之。（55）

诠释：只要是表寒实证，脉浮紧，无汗而喘，不必全有，皆可使用麻黄汤治疗。

（3）麻黄汤禁忌证。

原文：太阳中风，脉浮紧，发热恶寒，身疼痛，不汗出而烦躁者，大青龙汤主之。（38）

诠释：伤寒化热，出现烦躁，不可再使用麻黄汤，而应用大青龙汤，否则会出现第 46 条之衄血。

2. 麻黄连轺赤小豆汤证

原文：伤寒瘀热在里，身必黄，麻黄连轺赤小豆汤主之。（262）

麻黄二两（去节），连翘二两（连翘根），杏仁四十个（去皮尖），赤小豆一升，大枣十二枚（擘），生梓白皮一升（切），生姜二两（切），甘草二两（炙）

上八味，以潦水一斗，先煮麻黄，再沸，去上沫；纳诸药，煮取三升，去滓，分温三服，半日服尽。

诠释：本证为太阳病合半表半里热证。

3. 桂枝加葛根汤证

原文：太阳病，项背强几几，反汗出恶风者，桂枝加葛根汤主之。（14）

葛根四两，麻黄三两（去节），桂枝二两（去皮），芍药二两，生姜三两（切），甘草二两（炙），大枣十二枚（擘）

上七味，以水一斗，先煮麻黄、葛根减二升，去上沫，纳诸药，煮取三升，去滓，温服一升，覆取微似汗，不须啜粥，余如桂枝法将息及禁忌。

诠释：项背强几几，为太阳热证，汗出恶风为厥阴虚寒证，二者相互复合，形成厥阴病兼表热证，即桂枝加葛根汤证。

成本《注解伤寒论》《金匮玉函经》本方皆无麻黄，当从之。

4. 桂枝麻黄各半汤

原文：太阳病，得之八九日，如疟状，发热恶寒，热多寒少，其人不呕，清便欲自可，一日二三度发。脉微缓者，为欲愈也；脉微而恶寒者，此阴阳俱虚，不可更发汗、更下、更吐也；面色反有热色者，未欲解也，以其不能得小汗出，身必痒，宜桂枝麻黄各半汤。（23）

桂枝一两十六铢（去皮），芍药、生姜（切）、甘草（炙）、麻黄（去节）各一两，大枣四枚，杏仁二十四枚（汤浸，去皮、尖及两仁者）

上七味，以水五升，先煮麻黄一二沸，去上沫，纳诸药，煮取一升八合，去滓，温服六合。本云：桂枝汤三合，麻黄汤三合，并为六合，顿服，将息如上法。

诠释：本条为仲景辨证法的体现，为中医病案书写树立了典范。辨证准确，叙述精练，病机分析丝丝入扣，脉证描述字字珠玑。

本证的发病初期为大青龙汤证，汗不如法，形成第 220 条之大承气汤证，"二阳并病，太阳证罢，但发潮热，手足漐漐汗出，大便

难而谵语者，下之则愈，宜大承气汤"。下后不解，则形成第166条之瓜蒂散证，"病如桂枝证，头痛，项不强，寸脉微沉，胸中痞硬，气上冲喉咽，不得息者，此为胸中有寒也，当吐之，宜瓜蒂散"。这样在8～9天的过程中，汗、吐、下三法使用之后，虽然大病已除，但正气也伤，余邪未尽。所谓"阴阳俱虚"，表现为发热恶寒，热多寒少，一日二三度发，如疟状，面色有热色，身痒诸症，脉微而缓，此为表虚寒而余邪未尽，治以小发其汗，取桂枝汤、麻黄汤各1/3量合用。

5. 桂枝二麻黄一汤

原文：服桂枝汤，大汗出，脉洪大者，与桂枝汤，如前法。若形似疟，一日再发者，汗出必解，宜桂枝二麻黄一汤。(25)

桂枝一两十七铢（去皮）、芍药一两六铢、麻黄十六铢（去节）、生姜两六铢（切）、杏仁十六个（去皮尖）、甘草一两二铢（炙）、大枣五枚（擘）

上七味，以水五升，先煮麻黄一二沸，去上沫，纳诸药，煮取二升，去滓，温服一升，日再服。本云：桂枝汤二分，麻黄汤一分，合为二升，分再服，今合为一方，将息如前法。

正误补缺：太阳病，若形似疟，发热恶寒，热多寒少，一日再发，脉微弱者，汗出必解，宜桂枝二麻黄一汤。

诠释：本条为错简，前半段为桂枝汤证，汗不如法，出现一时性脉洪大，但证仍不变，故与桂枝汤如前法。后半段为第23条类证，病情较之为轻，所以用桂枝汤2/5、麻黄汤1/5量合用。

6. 桂枝二越婢一汤

原文：太阳病，发热恶寒，热多寒少，脉微弱者，此无阳也，不可发汗，宜桂枝二越婢一汤。(27)

桂枝（去皮）、芍药、麻黄、甘草（炙）各十八铢，大枣四枚（擘），生姜一两二铢（切），石膏二十四铢（碎，绵裹）

上七味，以水五升，煮麻黄一二沸，去上沫，纳诸药，煮取二升，去滓，温服一升。本云：当裁为越婢汤、桂枝汤合之，饮一升。今合为一方，桂枝汤二分，越婢汤一分。

诠释：本证为第23、25条类证，较二者皆重，属阴阳俱虚表热证。

《伤寒论》中无越婢汤证，而此处出现合方，可以推知，越婢汤证遗失。《金匮要略·水气痰饮病篇》越婢汤方为：麻黄六两，石膏半斤，生姜六两，甘草二两，大枣十五枚，参麻黄汤、大青龙汤可知，大青龙汤为越婢汤和麻黄汤的合方。本方为2/8桂枝汤量与1/8越婢汤量相合。

7. 桂枝加厚朴杏子汤证

原文：喘家，作桂枝汤加厚朴杏子佳。（18）

太阳病，下之微喘者，表未解故也，桂枝加厚朴杏子汤主之。（43）

桂枝三两（去皮），甘草二两（炙），生姜三两（切），芍药三两，大枣十二枚（擘），厚朴二两（炙，去皮），杏仁五十枚（去皮尖）

上七味，以水七升，微火煮取三升，去滓，温服一升，覆取微似汗。

诠释：本证为桂枝证兼里虚证，以方测证，补入厚朴证腹胀满。

8. 桂枝附子去桂加白术汤证

原文：伤寒八九日，风湿相搏，身体疼烦，不能自转侧，不呕不渴，脉浮虚而涩者，桂枝附子汤主之。若其人大便硬，小便自利者，去桂加白术汤主之。（174）

附子三枚（炮，去皮，破），白术四两，生姜三两（切），甘草二两（炙），大枣十二枚（擘）

上五味，以水六升，煮取二升，去滓，分温三服，初一服，其人身如痹，半日许复服之，三服都尽，其人如冒状，勿怪，此以附子、术并走皮内，逐水气未得除，故使之耳。法当加桂四两。此本

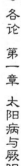

一方二法：以大便硬、小便自利去桂也；以大便不硬，小便不利，当加桂。附子三枚，恐多也。虚弱家及产妇，宜减服之。

诠释：本证为厥阴表寒兼里虚证。"大便硬，小便自利"属太阴里虚证；"大便硬"，为初头硬，后必溏，是湿气重，津液不行；去桂意在避免桂枝燥便之弊，加术用于燥湿之功，参桂枝去桂加茯苓白术汤证。

9. 当归四逆加吴茱萸生姜汤证

原文：手足厥寒，脉细欲绝者，当归四逆汤主之。(351)

若其人内有久寒者，宜当归四逆加吴茱萸生姜汤。(352)

当归三两，芍药三两，甘草二两（炙），通草二两，桂枝三两（去皮），细辛三两，生姜半斤（切），吴茱萸二升，大枣二十五枚（擘）

上九味，以水六升，清酒六升和，煮取五升，分温五服。

正误补缺：手足厥寒，脉细欲绝，干呕，吐涎沫者，其人内有久寒，宜当归四逆加吴茱萸生姜汤。

诠释：本证为厥阴病兼里寒证，参第396、378条吴茱萸汤证补入"干呕，吐涎沫"。

10. 小青龙汤证

原文：伤寒表不解，心下有水气，干呕，发热而咳，或渴，或利，或噎，或小便不利，少腹满，或喘者，小青龙汤主之。(40)

麻黄三两（去节），芍药三两，干姜三两，五味子半斤，甘草（炙）三两，桂枝三两（去皮），半夏半升（洗），细辛三两

上八味，以水一斗，先煮麻黄减二升，去上沫，纳诸药，煮取三升，去滓，温服一升。若渴，去半夏，加栝楼根三两。若微利，去麻黄，加荛花如鸡子，熬令赤色。若噎者，去麻黄，加附子一枚，炮；若小便不利，少腹满者去麻黄，加茯苓四两。若喘，去麻黄，加杏仁半升，去皮尖。且荛花不治利，麻黄主喘，今此语反之，疑非仲景意。

伤寒，心下有水气，咳而微喘，发热不渴，服汤已渴者，此寒去欲解也，小青龙汤主之。(41)

正误补缺：伤寒表不解，心下有水气，干呕，发热，咳而微喘，口不渴，小青龙汤主之。服汤无渴者，此寒去欲解也。

诠释：40条或见证非仲景之意，违背证变方变、重新命名、另立方证的原则。药物加减上也不符合仲景用药习惯，恐后人所加，故去。

本证为太阴病兼表寒实证，为麻黄汤证不解，与里寒证相合。

第二章　阳明病与太阴病

第一节　立纲

一、阳明病提纲

原纲：阳明之为病，胃家实是也。（180）

新纲：阳明病，胃家实，发潮热，自汗出，大便难。

诠释：阳明病为里部阳性病。胃家包括了以胃为主导的整个消化道，实即有形之物结于里部而形成的病，包括痰、水、血、食等诸多因素。

二、太阴病提纲

原纲：太阴之为病，腹满而吐，食不下，自利益甚，时腹自痛，若下之，必胸下结硬。（273）

新纲：太阴病，腹满，时腹自痛，或吐利。

诠释：太阴病为里部阴性病，腹满、时腹自痛为太阴病必见症；吐利为或见症。

第二节　归类

一、阳明病类证

1. 大承气汤证

（1）大承气汤主证。

原文：阳明病，脉迟，虽汗出，不恶寒者，其身必重，短气，腹满而喘。有潮热者，此外欲解，可攻里也，手足濈然汗出者，此大便已硬也，大承气汤主之。（208）

大黄四两（酒洗），厚朴半斤（炙，去皮），枳实五枚，芒硝三合

上四味，以水一斗，先煮二物，取五升，去滓，纳大黄，更煮取二升，去滓，纳芒硝，更上微火一两沸，分温再服。得下，余勿服。

（2）大承气汤重证。

原文：伤寒，若吐、若下后，不解，不大便五六日，上至十余日，日晡所发潮热，不恶寒，独语如见鬼状。若剧者，发则不识人，循衣摸床，惕而不安，微喘直视，脉弦者生，涩者死。微者，但发潮热，谵语者，大承气汤主之。若一服利，则止后服。（212）

诠释："潮热"是阳明病的热型，"手足濈然汗出"是大便硬的外症，"汗出不恶寒"是太阳病表解入里的指征，"脉迟"为阳明病大承气汤证之脉。吴人驹说："一腹之中，上、中、下邪气皆盛，证之全实者，其脉单沉伏，不可生疑畏，唯下之而脉自渐出也。"（《医宗金鉴》）

（3）大承气汤适应证。

①潮热，谵语，手足漐漐汗出，大便难。

原文：二阳并病，太阳证罢，但发潮热，手足漐漐汗出，大便难而谵语者，下之则愈，宜大承气汤。（220）

诠释：潮热、手足漐漐汗出、大便难而谵语是大承气汤四大适应证，标志着燥屎已经形成。只要胃家有燥屎则可使用大承气汤。

原文：阳明病，谵语，有潮热，反不能食者，胃中必有燥屎五六枚也。若能食者，但硬耳，宜大承气汤。（215）

诠释："胃中"只是体表定位，燥屎不在胃而在横结肠。阳明病只要燥屎不升至横结肠，不影响饮食，同时也不会出现腹胀痛。

②汗出，潮热，谵语，大便难。

原文：汗出谵语者，以有燥屎在胃中，此为风也，须下者，过经乃可下之，下之若早，语言必乱，以表虚里实故也，下之则愈，宜大承气汤。（217）

病人烦热，汗出则解，又如疟状，日晡所发热者，属阳明也。脉实者，宜下之；脉浮虚者，宜发汗。下之与大承气汤，发汗宜桂枝汤。（240）

诠释：大承气汤证的"汗出，日晡所发热"与第54条"时发热自汗出而不愈"之桂枝汤证有相似之处，故仲景特以"脉实""脉浮虚"以资鉴别。同时汗出特点也不相同，参第182条，阳明病外症为"身热，汗自出，不恶寒，反恶热也"。

③心中懊恼而烦，腹满而痛，不大便。

原文：阳明病，下之，心中懊恼而烦，胃中有燥屎者，可攻。腹微满，初头硬，后必溏，不可攻之。若有燥屎者，宜大承气汤。（238）

大下后，六七日不大便，烦不解，腹满而痛者，此有燥屎，所以然者，本有宿食故也，宜大承气汤。（241）

正误补缺：阳明病，下之后，六七日不大便，心中懊恼而烦，腹满而痛者，此有燥屎，所以然者，以新病瘥，人强与谷，脾胃气尚弱，不能消谷，而成宿食故也，可攻，宜大承气汤，损谷则愈。若下后，腹微满，初头硬，后必溏，不可攻之，宜栀子厚朴汤。

诠释：阳明病，本自汗出，医更重发汗，病已瘥，尚微烦不了了者，此必大便硬故也。（203）

病人脉已解，而日暮微烦，以新病瘥，人强与谷，脾胃气尚弱，不能消谷，故令微烦，损谷则愈。（398）

上述阳明病大承气汤证的形成，为伤寒下后胃气尚弱，食谷不化，形成燥屎，故民俗有"饿好的伤寒，撑好的痢疾"之说。

④小便不利，大便难，时有微热，喘冒不能卧。

原文：病人小便不利，大便乍难乍易，时有微热，喘冒不能卧者，有燥屎也，宜大承气汤。（242）

若不大便六七日，小便少者，虽不受食，但初头硬，后必溏，未定成硬，攻之必溏，须小便利，屎定硬，乃可攻之，宜大承气汤。（251）

诠释：参第203条："阳明病，本自汗出，医更重发汗，病已瘥，尚微烦不了了者，此必大便硬故也。以亡津液，胃中干燥，故令大便硬。当问其小便日几行，若本小便日三四行，今日再行，故知大便不久出。今为小便数少，以津液当还入胃中，故知不久必大便也。"本条讲述了小便与大便的关系。《黄帝内经·经脉别论》说："食入于胃，散精于肝，淫气于筋，饮入于胃，游溢精气，上输于脾，脾气散精，上归于肺，通调水道，下输膀胱，水精四布，五经并行。"再看第179条："太阳阳明者，脾约是也，正阳阳明者，胃家实是也，少阳阳明者，发汗利小便已，胃中燥烦实，大便难是也。"由此可知，阳明病的形成与水液代谢有密切关系，小便不利，水走胃肠，燥屎不能形成。小便自利，水走膀胱，不能回流胃肠，大便则硬。

⑤目中不了了，睛不和，大便难，身微热。

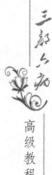

原文：伤寒六七日，目中不了了，睛不和，无表里证，大便难，身微热者，此为实也，急下之，宜大承气汤。（252）

诠释："目中不了了，睛不和"为里实影响神经系统后引起的疾病，为越部证，只要攻除里实，病变即可自解，故曰"无表里证"，即非半表半里证。

⑥发热，汗多，不大便。

原文：阳明病，发热汗多者，急下之，宜大承气汤。（253）

诠释：本证为大汗伤阴，燥屎内结之证，须急下之，否则很快就会形成第212条的大承气汤重证。

⑦腹满痛，不大便。

原文：发汗不解，腹满痛者，急下之，宜大承气汤。（254）

诠解："腹满痛"是燥屎升至横结肠的标志，为阳明病急证，故须急下之，否则易形成肠梗阻。

⑧口燥咽干，脉沉迟。

原文：少阴病，得之二三日，口燥咽干者，急下之，宜大承气汤。（320）

正误补缺：阳明病，得之二三日，口燥咽干，脉沉迟者，急下之，宜大承气汤。

诠释："脉沉迟"为阳明病的大承气汤证常脉，为燥屎内结，邪伏于里之象，如不识此，误以为少阴病，则大错特错。

⑨自利清水，色纯青，口干燥，脉沉迟。

原文：少阴病，自利清水，色纯青，心下必痛，口干燥者，可下之，宜大承气汤。（321）

正误补缺：阳明病，自利清水，色纯青，心下必痛，口干燥者，脉沉迟，急下之，宜大承气汤。

诠释：本证为燥屎内结，热结旁流之证，多为伤寒四五十天，不吃饭，只饮水，水伴胆汁沿燥屎间隙而下，故而形成自利清水，色纯青。内结之势更盛，故须急下之。

⑩腹胀，不大便，脉沉迟。

原文：少阴病，六七日腹胀，不大便者，急下之，宜大承气汤。（322）

正误补缺：阳明病，六七日，腹胀，不大便，脉沉迟者，急下之，宜大承气汤。

诠释：燥屎内结，腑气不通，病情危急，故宜急下之。

（4）大承气汤禁忌证。

①表未解，不可攻下，先解表，后攻里。

原文：太阳病，外证未解，不可下也，下之为逆。（44）

……若汗多，微发热恶寒者，外未解也，其热不潮，未可与承气汤。（208）

……其外不解者，尚未可攻，当先解其外，外解已……乃可攻之。（106）

诠释：表证未解，攻下则引邪入里。

②太阴虚寒，胃中冷者，不可攻下。

原文：阳明病，不能食，攻其热必哕，所以然者，胃中虚冷故也。（194）

正误补缺：太阴病，不能食，攻其热必哕，所以然者，胃中虚冷故也。

原文：伤寒呕多，虽有阳明证，不可攻之。（204）

……若腹大满不通者，可与小承气汤微和胃气，勿令至大泄下。（208）

诠释：呕、腹大满皆为太阴虚证，治疗必须兼顾虚、实两个面，方不致误。"满"与"胀"的区别在于满为患者自觉症状，腹部柔软、喜按。胀为他觉症状，腹部硬而拒按。

2. 调胃承气汤证

原文：伤寒十三日，过经谵语者，以有热也，当以汤下之。若小便利者，大便当硬，而反下利，脉调和者，知医以丸药下之，非

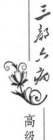

其治也。若自下利者，脉当微厥，今反和之，此为内实也，调胃承气汤主之。（105）

太阳病三日，发汗不解，蒸蒸发热者，属胃也，调胃承气汤主之。（248）

阳明病，其人多汗，以津液外出，胃中燥，大便必硬，硬则谵语，小承气汤主之。（213）

若胃气不和，谵语者，少与调胃承气汤。（29）

大黄四两（去皮，清酒洗），甘草二两（炙），芒硝半升

上三味，以水三升，煮取一升，去滓，纳芒硝，更上火微煮令沸，少少温服之。

正误补缺：阳明病，谵语，汗出，蒸蒸发热，大便硬者，调胃承气汤主之。

诠释：第213条"小承气汤主之"为错简，参第29条"胃气不和，谵语者，少与调胃承气汤"。

发汗后，恶寒者，虚故也。不恶寒，但热者，实也，当和胃气，与调胃承气汤。（70）

阳明病，不吐不下，心烦者，可与调胃承气汤。（207）

太阳病，若吐，若下，若发汗后，微烦，小便数，大便因硬者，与小承气汤（改为调胃承气汤）和之愈。（250）

诠释：阳性病，汗清不解，燥屎还未完全形成，表现为胃气不和时，使用调胃承气汤。

3. 桃核承气汤证

原文：太阳病不解，热结膀胱，其人如狂，血自下，下者愈。其外不解者，尚未可攻，当先解其外，外解已，但少腹急结者，乃可攻之，宜桃核承气汤。（106）

桃仁五十个（去皮尖），大黄四两，桂枝二两（去皮），甘草二两（炙），芒硝二两

上五味，以水七升，煮取二升半，去滓，纳芒硝，更上火微沸，

下火。先食，温服五合，日三服，当微利。

诠释："热结膀胱"与"胃中有燥屎五六枚"表述方法相同。膀胱、胃中都不是指脏腑本身，只是在体表投射区，代表病位，膀胱即下焦小腹部位。

关于"热结膀胱"的问题，历代争论很大。认为是太阳病不解，随经瘀热结于膀胱，形成膀胱蓄血，这是六经立论的依据。但事实并非如此，这里的血不是蓄于膀胱，而是蓄于大肠，与桃核承气汤作用部位是一致的。

出血为热迫血行，同时也是泄热自救。参第 46 条，在上可衄，本条在下可便。血出热泄后，在里形成蓄血证，出现少腹急结，病机仍然是阳明里实证。

4. 抵当汤与抵当丸证

原文：太阳病六七日，表证仍在，脉微而沉，反不结胸，其人发狂者，以热在下焦，少腹当硬满，小便自利者，下血乃愈。所以然者，以太阳随经，瘀热在里故也，抵当汤主之。（124）

水蛭三十个（熬），虻虫三十个（去翅、足，熬），桃仁二十个（去皮尖），大黄三两（酒洗）

上四味，以水五升，煮取三升，去滓，温服一升。不下，更服。

伤寒有热，少腹满，应小便不利，今反利者，为有血也，当下之，不可余药，宜抵当丸。（126）

水蛭二十个（熬），虻虫二十个（去翅、足，熬），桃仁五十个（去皮尖），大黄三两

上四味，捣分四丸，以水一升煮一丸，取七合服之，卒时当下血，若不下者，更服。

正误补缺：伤寒有热，表解已，少腹硬满，小便自利，其人发狂，脉微而沉者，为有血也，下血乃愈，抵当汤主之。所以然者，以太阳随经，瘀热在里故也。

诠释：第 124、126 两条，是完全相同的两个证，故把第 126 条

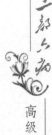

抵当丸改为抵当汤，合为一条。"太阳随经，瘀热在里"说明经络参与了病邪传变，但必须指出的是经络并非是太阳膀胱经，血也不是蓄在膀胱腑，而是蓄于大肠。

原文：阳明证，其人喜忘者，必有蓄血，所以然者，本有久瘀血，故令喜忘，屎虽硬，大便反易，其色必黑者，宜抵当汤下之。（237）

太阳病，身黄，脉沉结，少腹硬，小便不利者，为无血也，小便自利，其人如狂者，血证谛也，抵当汤主之。（125）

正误补缺：阳明证，其人喜忘，屎虽硬，大便反易，其色必黑，本有久瘀血也，若身黄，脉沉结，少腹硬，小便自利，其人如狂，血证谛也，抵当丸主之。小便不利者，为无血也。

诠释：两条皆改为抵当丸主之，是因为喜忘、身黄非短期所能形成，皆久瘀血。"丸者缓也，汤者荡也"，新病速取，久病缓攻。小便不利者，为无血。

5. 大陷胸汤证

（1）大陷胸汤主证。

原文：伤寒六七日，结胸热实，脉沉而紧，心下痛，按之石硬者，大陷胸汤主之。（135）

……若心下满而硬痛者，此为结胸也，大陷胸汤主之。（149）

大黄六两（去皮），芒硝一升，甘遂一钱匕

上三味，以水六升，先煮大黄取二升，去滓，纳芒硝，煮一两沸，纳甘遂煮，温服一升，得快利，止后服。

诠释：本证为水热互结于胸胁，参第136条："伤寒十余日，……但结胸，无大热者，此为水结在胸胁也，但头微汗出者，大陷胸汤主之。"证属阳明病。"结胸热实"既说出了病位，也指明了病机，同时也含有"脉沉而紧，心下痛，按之石硬"三大主症。

（2）大陷胸汤证与大柴胡汤证的鉴别。

原文：伤寒十余日，热结在里，复往来寒热者，与大柴胡汤，但结胸，无大热者，此为水结在胸胁也，但头微汗出者，大陷胸汤主之。（136）

诠释：大柴胡汤证为小柴胡汤证与小承气汤证的合证，病位涉及半表半里与里部，主症为发热或往来寒热，呕不止，下利，心下急，心中痞硬，郁郁微烦，但头汗出。与大陷胸汤证在病位与病症上都有相像之处，所不同的是大柴胡汤证为热结在里，心下急，心中痞硬，但不痛；大陷胸汤证为水结在胸胁，为结胸热实，心下痛，按之石硬。参条文第103、165条大柴胡汤证。

（3）大陷胸汤适应证。

原文：太阳病，重发汗而复下之，不大便五六日，舌上燥而渴，日晡所小有潮热，从心下至少腹硬满而痛，不可近者，大陷胸汤主之。（137）

诠释：本证为大陷胸汤证与调胃承气汤证合证，即水食互结。由于大陷胸汤本身具备泻水、泻食的双重作用，故水食互结仍然使用大陷胸汤。

如果二证单一出现是不可混淆的，如尤在泾所言："大陷胸与大承气，其用有心下与胃中之分，以愚观之，仲景所云心下者，正胃之谓，所云胃中者，正大小肠之谓也。胃为都会，水谷并居，清浊未分，邪气入之，夹痰夹食，相结不解，则成结胸。大小肠者，精华已去，糟粕独居，邪气入之，但与秽物结成燥粪而已。大承气专主肠中燥粪，大陷胸并主心下水食……大承气先煮枳、朴，后纳大黄，大陷胸先煮大黄而后纳诸药。夫治上者制宜缓，治下者制宜急，而大黄生则行速，熟则行迟，盖即一物而其用又不同如此。"（《伤寒贯珠集·太阳篇下》）

（4）大陷胸汤禁忌证。

原文：结胸证，其脉浮大者，不可下，下之则死。

诠释：阳明病脉常沉伏而迟，出现浮大数疾之脉，皆胃气衰败

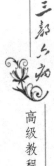

之象，慎用攻下之法。如吴人驹说："一腹之中，上下邪气皆盛，证之全实者，其脉常沉伏，不可生疑畏，唯下之而脉自渐出也。"（《医宗金鉴》）

6. 大陷胸丸证

原文：结胸者，项亦强，如柔痉状，下之则和，宜大陷胸丸。（131）

大黄半斤，葶苈子半升（熬），芒硝半升，杏仁半升（去皮、尖，熬黑）

上四味，捣筛二味，纳杏仁、芒硝合研如脂，和散，取如弹丸一枚，另捣甘遂末一钱匕，白蜜二合，水二升，煮取一升；温顿服之，一宿乃下。如不下，更服，取下为效，禁如药法。

正误补缺：阳明病，结胸热实，脉沉而紧，项亦强，如柔痉状，喘鸣迫塞，心下痛，按之石硬者，宜大陷胸丸。

诠释：大陷胸丸证为大陷胸汤证与葶苈大枣泻肺汤证合证。参《金匮要略》补入喘鸣迫塞。本证较大陷胸汤证病重而久，故以丸剂缓图。

7. 十枣汤证

原文：太阳中风，下利呕逆，表解者，乃可攻之，其人漐漐汗出，发作有时，头痛，心下痞硬满，引胁下痛，干呕短气，汗出不恶寒者，此表解里未和也，十枣汤主之。（152）

芫花（熬），甘遂，大戟

上三味，等分，各别捣为散。以水一升半，先煮大枣肥大者十枚，取八合去滓，纳药末。强人服一钱匕，羸人服半钱匕，温服之，平旦服。若下少，病不除者，明日更服，加半钱，得快下利后，糜粥自养。

正误补缺：大青龙汤证，表解后，其人漐漐汗出，发作有时，头痛，心下痞硬满，引胁下痛，干呕短气，汗出不恶寒者，此表解里未和也，十枣汤主之。

诠释：本条"太阳中风"非第 12 条之桂枝汤证，而是第 38 条之大青龙汤证。"下利呕逆"与本证不符，去掉。本证为皮水证与里水证合证，表解里未和的阳明病，"汗出不恶寒"是表解的标志。"头痛"为越部证的表现，由水气上犯所致。张隐庵说："头痛，表证也，然亦有在里者。"如"伤寒不大便五六日，头痛有热者，与承气汤"。

本方服后，不良反应很强，上吐下泻，丢钾严重，容易导致心衰，故凡见数、涩脉者，皆不能使用。

8. 蜜煎导方

原文：阳明病，自汗出，若发汗，小便自利者，此为津液内竭，虽硬不可攻之，当须自欲大便，宜蜜煎导而通之。若土瓜根及大猪胆汁，皆可为导。(233)

食蜜七合

上一味，于铜器内，微火煎，当须凝如饴状，搅之勿令焦着。欲可丸，并手捻作挺，令头锐，大如指，长二寸许。当热时急作，冷则硬。以纳谷道中，以手急抱，欲大便时方去之。疑非仲景意，已试甚良。又大猪胆一枚，泻汁，和少许法醋，以灌谷道内，如一食顷，当大便出宿食恶物，甚效。

诠释：本证为麻子仁丸重证，津液内竭，不可用攻下法，当因势利导，故曰导法。

9. 瓜蒂散证

原文：病如桂枝证，头不痛，项不强，寸脉微浮，胸中痞硬，气上冲咽喉不得息者，此为胸有寒也，当吐之，宜瓜蒂散。(166)

瓜蒂一分（熬黄），赤小豆一分

上二味，各别捣筛，为散已，合治之，取一钱匕。以香豉一合，用热汤七合，煮作稀糜，去滓。取汁和散，温顿服之。不吐者，少少加，得快吐乃止。诸亡血家，不可与瓜蒂散。

诠释："胸中有寒"，汉朝时没有"痰"字，借用"寒"字。痰饮停于胃中，因势利导，吐而越之。

二、太阴病类证

1. 理中汤证

（1）理中汤主证。

原文：霍乱、头痛发热、身疼痛、热多欲饮水者，五苓散主之；寒多不用水者，理中丸主之。（386）

人参、干姜、甘草（炙）、白术各三两

上四味，捣筛，蜜和为丸，如鸡子黄大，以沸汤数合和一丸，研碎，温服之，日三四，夜二服。腹中未热，益至三四丸，然不及汤。汤法：以四物依两数切，用水八升，煮取三升去滓，温服一升，日三服。若脐上筑者，肾气动也，去术加桂四两。吐多者，去术加生姜三两。下多者，还用术。悸者，加茯苓二两。渴欲得水者，加术，足前成四两半。腹中痛者，加人参，足前成四两半。寒者，加干姜，足前成四两半。腹满者，去术加附子一枚。服汤后，如食顷，饮热粥一升许，微自温，勿发揭衣被。

正误补缺：霍乱，头痛，身疼痛，自利不渴者，理中丸主之。

诠释：本证为里部虚寒证，属太阴病，以下利为主证，参第277条"自利不渴者，属太阴，以其脏有寒故也，当温之，宜四逆辈"。

（2）理中汤适应证。

原文：大病瘥后，喜唾，久不了了，胸上有寒，以丸药温之，宜理中丸。（396）

人参、白术、甘草（炙）、干姜各三两

上四味，捣筛，蜜和为丸，如鸡子黄许大，以沸汤数合，和一丸，研碎，温服之，日三服。

诠释：本证病久证轻，以丸药缓图之。"胸上有寒"为一症状，即食道发凉，为胃中虚寒所致。参第159条"理中者，理中焦"，病情加重则发展为吴茱萸汤证，"干呕，吐涎沫"，参第378条。

2. 桂枝人参汤证

原文：太阳病，外证未除，而数下之，遂协热而利，利下不止，心下痞硬，表里不解者，桂枝人参汤主之。（163）

桂枝四两（别切），甘草四两（炙），白术三两，人参三两，干姜三两

上五味，以水九升，先煮四味，取五升，纳桂，更煮取三升，去滓，温服一升，日再，夜一服。

正误补缺：太阳病，桂枝证，而数下之，利下不止，心下痞硬，表里不解者，桂枝人参汤主之。

诠释：本证为太阴病合半表半里虚证，参照第34条："太阳病，桂枝证，医反下之，利遂不止，脉促者，表未解也；喘而汗出者，葛根黄芩黄连汤主之。"本条与第34条有错讹。第34条是麻杏甘石汤证误下协热下利，形成了葛根黄芩黄连汤证；本条是桂枝证误下形成了桂枝加人参汤证。

3. 桂枝加芍药汤证

原文：本太阳病，医反下之，因尔腹满时痛者，属太阴也，桂枝加芍药汤主之。（279）

桂枝三两（去皮），芍药六两，甘草二两（炙），大枣十二枚（擘），生姜三两（切）

上五味，以水七升，煮取三升，去滓，分温三服。本云：桂枝汤今加芍药。

正误补缺：本桂枝证，医反下之，因尔腹满时痛者，属太阴也，桂枝加芍药汤主之。

诠释：表虚误下，卫阳受伤，胃气被伐，而致太阴虚寒证。桂枝汤中桂枝芍药等量时，方剂作用在表，调和营卫。芍药倍桂枝时，引药入里，主治太阴。

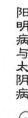

《伤寒论》各论 第二章 阳明病与太阴病

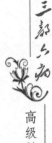

4. 桂枝加大黄汤证

原文：本太阳病，医反下之，因尔腹满时痛者，属太阴也，桂枝加芍药汤主之。大实痛者，桂枝加大黄汤主之。(279)

桂枝三两（去皮），大黄二两，白芍六两，生姜三两（切），甘草二两（炙），大枣十二枚（擘）

上六味，以水七升，煮取三升，去滓，温服一升，日三服。

正误补缺：本桂枝证，医反下之，因尔腹满时痛者，属太阴也，桂枝加芍药汤主之。大实痛者，桂枝加大黄汤主之。

诠释：本证为太阴病合里热证，桂枝加芍药汤证与桂枝加大黄汤证的鉴别要点在于腹诊，前者按之濡，喜按，后者按之痛，拒按。

5. 小建中汤证

（1）小建中汤主证。

原文：伤寒，阳脉涩，阴脉弦，法当腹中急痛，先与小建中汤。(100)

桂枝三两（去皮），甘草二两（炙），大枣十二枚（擘），芍药六两，生姜三两（切），胶饴一升

上六味，以水七升，煮取三升，去滓，纳胶饴，更上微火，消解，温服一升，日三服。呕家不可用建中汤，以甜故也。

诠释：本方为桂枝加芍药汤加饴糖而成。饴糖能延缓药物作用时间，增强止痛效果。

（2）小建中汤适应证。

原文：伤寒二三日，心中悸而烦者，小建中汤主之。(102)

诠释："心中悸而烦"为少阴证。三阴之寒不分家，以小建中汤治少阴病轻重，虽针对性不强，但大法不谬。

6. 厚朴生姜半夏甘草人参汤证

原文：发汗后，腹胀满者，厚朴生姜半夏甘草人参汤主之。(66)

厚朴半斤（炙，去皮），生姜半斤（切），半夏半升（洗），甘

草二两，人参一两

上五味，以水一斗煮取三升，去滓，温服一升，日三服。

正误补缺：太阴病，吐利，腹胀满者，厚朴生姜半夏甘草人参汤主之。

诠释：本证为太阴病偏重于虚，主症为腹胀满。

7. 五苓散证

（1）五苓散主证。

原文：本以下之，故心下痞，与泻心汤，痞不解，其人渴而口燥烦，小便不利者，五苓散主之。（156）

太阳病，发汗后，大汗出，胃中干，烦躁不得眠，欲得饮水者，少少与饮之，令胃气和则愈。若脉浮，小便不利，微热消渴者，五苓散主之。（71）

猪苓十八铢（去皮），泽泻一两六铢，白术十八铢，茯苓十八铢，桂枝半两（去皮）

上五味，捣为散，以白饮和服方寸匕，日三服。多饮暖水，汗出愈。如法将息。

诠释：本证为太阴病，水液代谢失常，水饮内停，不能转输而致。主症为心下痞、脉浮、小便不利、微热消渴。

五苓散证的形成与饮水有密切关系，太阳病，发汗后，脱水伤津，胃中干出现烦躁不得眠、口渴欲饮。这时只需少少与饮之，使胃气得和，津液得充，则口渴、烦躁得解。如果大量饮水，由于病初愈，胃肠吸收功能较差，水不但不能被吸收输布，反而更加抑制其吸水功能，造成蓄水证，加剧口渴，形成恶性循环。

"微热消渴，小便不利"的病机为肠道蓄水，吸水功能被遏制，水不能被吸收利用，造成组织间缺水，刺激饮水中枢，形成口渴，严重者则烦渴或消渴，口渴则饮水自救，饮水越多，则越压制胃吸水功能，口渴愈甚，大脑垂体分泌抗利尿素越多，抑制排尿，形成小便不利。组织间缺水，产热增高，出现微热、脉浮等假象。

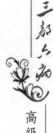

（2）五苓散重证。

原文：中风发热，六七日不解而烦，有表里证，渴欲饮水，水入则吐者，名曰水逆，五苓散主之。（74）

伤寒，汗出而渴者，五苓散主之，不渴者，茯苓甘草汤主之。（73）

正误补缺：伤寒发热，汗出，六七日不解而烦，渴欲饮水，水入即吐，小便不利者，名曰水逆，五苓散主之。口不渴，心下悸者，有表里证，茯苓甘草汤主之。

诠释：水逆证是五苓散证重证，如发热汗出，六七日不解而烦，心下悸，小便不利，此为心阳虚，水湿不能输布而成。"表里证"为半表半里证代名词，在《伤寒论》中有七处提到。参第252、93、153、163、168、257，不是少阳病，便是少阴病。

（3）五苓散适应证。

①霍乱病形成五苓散证。

原文：霍乱，头痛有热，身疼痛，热多欲饮水者，五苓散主之。（386）

②太阳病形成五苓散证。

原文：发汗已，脉浮数，烦渴者，五苓散主之。（72）

③阳明病形成五苓散证。

原文：太阳病，寸缓关浮尺弱，其人发热汗出，复恶寒，不呕，但心下痞者，此以医下之也。如其不下者，病人不恶寒而渴者，此转属阳明也。小便数者，大便必硬，不更衣十日，无所苦也。渴欲饮水，少少与之，但以法救之。渴者，宜五苓散。（244）

8. 桂枝去桂加茯苓白术汤证

原文：服桂枝汤，或下之，仍头项强痛，翕翕发热，无汗，心下满微痛，小便不利者，桂枝去桂加茯苓白术汤主之。（28）

芍药三两，甘草二两（炙），生姜（切），白术、茯苓各三两，大枣十二枚（擘）

上六味，以水八升，煮取三升，去滓，温服一升。小便利则愈。本云：桂枝汤，今去桂加茯苓、白术。

正误补缺：头项强痛，翕翕发热，无汗，心下满微痛，小便不利，大便难，此必初头硬，后必溏，不可攻之，桂枝去桂加茯苓白术汤主之。

诠释：服桂枝汤，或下之病仍不解，可知本证非桂枝证和阳明病。参照第 238 条"腹微满，初头硬，后必溏，不可攻之"可知，本证使用下法为误治，但必有大便难，故补入"初头硬，后必溏，不可攻之"。再参照第 174 条"若其人大便硬，小便自利者，去桂加白术汤主之"，桂枝对直肠部位有兴奋作用，能促进其吸水。今太阴病，大便难，初头硬，后必溏，桂枝虽对太阴有利，但对排便不利，故去桂加茯苓、白术。头项强痛、翕翕发热为越部证的表现。

9. 茯苓桂枝白术甘草汤证

原文：伤寒，若吐若下后，心下逆满，气上冲胸，起则头眩，脉沉紧，发汗则动经，身为振振摇者，茯苓桂枝白术甘草汤主之。(67)

茯苓四两，桂枝三两（去皮），白术、甘草（炙）各二两

上四味，以水六升，煮取三升，去滓，分温三服。

诠释：本证为太阴病里虚寒证，心下逆满，气上冲胸，起则头眩为浊气上逆而致；身为振振摇由发汗伤阳，经脉失养所致。参第 82 条："太阳病，发汗，汗出不解，其人仍发热，心下悸，头眩，身瞷动，振振欲擗地者，真武汤主之。"两者病机是一致的，皆发汗伤及经筋所致。《素问·生气通天论》说："阳气者，精则养神，柔则养筋。"

10. 旋覆代赭汤证

原文：伤寒发汗，若吐，若下，解后，心下痞硬，噫气不除者，旋覆代赭汤主之。(161)

旋覆花三两，人参二两，生姜五两，代赭石一两，甘草三两（炙），半夏半升（洗），大枣十二枚（擘）

上七味，以水一斗，煮取六升，去滓，再煎取三升，温服一升，日三服。

诠释：本证为太阴病，胃气上逆，心下痞硬，噫气不除。

11. 吴茱萸汤证

（1）吴茱萸汤主证。

原文：食谷欲呕，属阳明也，吴茱萸汤主之，得汤反剧者，属上焦也。（243）

干呕，吐涎沫，头痛者，吴茱萸汤主之。（378）

吴茱萸一升（洗），人参三两，生姜六两（切），大枣十二枚（擘）

上四味，以水七升，煮取二升，去滓，温服七合，日三服。

正误补缺：太阴病，干呕，吐涎沫，头痛者，吴茱萸汤主之。食谷欲呕者，属太阴也，吴茱萸汤主之。得汤反剧者，属上焦也，小柴胡汤主之。

诠释：本证为里寒太阴病。参第352条："若其人内有久寒者，宜当归四逆加吴茱萸生姜汤。""头痛"为越部证的表现，由浊阴上犯而致。病在上焦，得汤反剧者，为小柴胡汤证，参第266条："本太阳病不解，转入少阳者，胁下硬满，干呕不能食，往来寒热，尚未吐下，脉沉紧者，与小柴胡汤。"

（2）吴茱萸汤适应证。

原文：少阴病，吐利，手足逆冷，烦躁欲死者，吴茱萸汤主之。（309）

正误补缺：太阴病，吐利，手足逆冷，烦躁欲死者，吴茱萸汤主之。

诠释：里部阴寒极盛，影响表部则手足逆冷，影响半表半里部则烦躁欲死，皆为越部证。

12. 桃花汤证

原文：少阴病，下利，便脓血者，桃花汤主之。（306）

少阴病，二三日至四五日，腹痛，小便不利，下利不止，便脓血者，桃花汤主之。（307）

赤石脂一斤（一半全用，一半筛末），干姜一两，粳米一升

上三味，以水七升，煮米令熟，去滓，温服七合。纳赤石脂方寸匕，日三服。若一服愈，余勿服。

正误补缺：太阴病下利便脓血者，桃花汤主之。

诠释：本证属太阴病虚寒证，病位在里部，参第316条："少阴病，二三日不已至四五日，腹痛，小便不利……真武汤主之。"第307条有错讹，桃花汤证无腹痛，故去掉小便不利。

13. 赤石脂禹余粮汤证

原文：伤寒，服汤药，下利不止，心下痞硬，服泻心汤已，复以他药下之，利不止，医以理中与之，利益甚。理中者，理中焦，此利在下焦，赤石脂禹余粮汤主之。（159）

赤石脂一斤（碎），太一禹余粮一斤（碎）

上二味，以水六升，煮取二升，去滓，分温三服。

诠释：本证为太阴病下焦虚寒证，门户失约，滑脱不止，主症为下利不止、心下痞硬。

三、里部部证

1. 生姜泻心汤证

原文：伤寒汗出，解之后，胃中不和，心下痞硬，干噫食臭，胁下有水气，腹中雷鸣，下利者，生姜泻心汤主之。（157）

生姜四两（切），甘草三两（炙），人参三两，干姜一两，黄芩三两，半夏半升（洗），黄连一两，大枣十二枚（擘）

上八味，以水一斗，煮取六升，去滓，再煎取三升，温服一升，日三服。本云：理中人参黄芩汤去桂枝、白术，加黄连。

诠释：本证为里部寒热错杂，虚实并见的证候，以干噫食臭、心下痞硬、腹中雷鸣、下利为主症。

2. 半夏泻心汤证

原文：伤寒五六日，呕而发热者，柴胡汤证具，而以他药下之，柴胡汤证在者，复与柴胡汤。此虽已下之，不为逆，必蒸蒸而振，却发热汗出而解。若心下满而硬痛者，此为结胸也，大陷胸汤主之。但满而不痛者，此为痞，柴胡不中与之，宜半夏泻心汤。（149）

半夏半升（洗），黄芩、干姜、人参、甘草（炙）各三两，黄连一两，大枣十二枚（擘）

上七味，以水一斗，煮取六升，去滓，再煎取三升，温服一升，日三服。

正误补缺：伤寒五六日，呕而下利，腹中雷鸣，心下痞硬满者，半夏泻心汤主之。

诠释：参《金匮要略·呕吐哕下利病脉证治》"呕而肠鸣，心下痞者，半夏泻心汤主之"，故补入。本证为生姜泻心汤类证，不同点在于一为干噫食臭，一为呕而不食。

3. 甘草泻心汤证

原文：伤寒中风，医反下之，其人下利日数十行，谷不化，腹中雷鸣，心下痞硬而满，干呕心烦不得安。医见心下痞，谓病不尽，复下之，其痞益甚，此非结热，但以胃中虚，客气上逆，故使硬也，甘草泻心汤主之。（158）

甘草四两（炙），黄芩三两，干姜三两，半夏半升（洗），大枣十二枚（擘），黄连一两

上六味，以水一升，煮取六升，去滓，再煎取三升，温服一升，日三服。

正误补缺：其人下利日数十行，谷不化，腹中雷鸣，心下痞硬而满，干呕心烦不得安，此为胃中不和，胃气虚，客气上逆，甘草泻心汤主之。

诠释：本证之下利日数十行，谷不化为胃肠蠕动加快，食物下行过速所致，其味秽臭，与四逆汤证之下利清谷不同。

4. 干姜黄芩黄连人参汤证

原文：伤寒本自寒下，医复吐下之，寒格，更逆吐下。若食入口即吐，干姜黄芩黄连人参汤主之。(359)

干姜、黄芩、黄连、人参各三两

上四味，以水六升，煮取二升，去滓，分温再服。

正误补缺：本自寒下，若食入口即吐，此为胃中不和，寒热格拒，干姜黄芩黄连人参汤主之。

诠释：格则吐逆，格者，吐逆之病名也。丹波元坚说："然大旨不过本是胃虚膈热，医误吐下，故热搏于上，而冷甚于下也。"本证为里部寒热格拒之证。

5. 黄连汤证

原文：伤寒，胸中有热，胃中有邪气，腹中痛，欲呕吐者，黄连汤主之。(173)

黄连三两，甘草三两（炙），干姜三两，桂枝三两（去皮），人参二两，半夏半升（洗），大枣十二枚（擘）

上七味，以水一斗，煮取六升，去滓，温服，昼三夜二，疑非仲景方。

正误补缺：伤寒解之后，胸中烦热，胃中不和，腹中痛，欲呕吐者，黄连汤主之。

诠释：本证为生姜泻心汤类证，参157条"伤寒，汗出，解之后，胃中不和，心下痞硬，干噫食臭，胁下有水气，腹中雷鸣，下利者，生姜泻心汤主之。"两方只一味之差，桂枝易生姜。

四、里部兼、合证

1. 白头翁汤证

原文：热利，下重者，白头翁汤主之。(371)

下利，欲饮水者，以有热故也，白头翁汤主之。（373）

白头翁二两，黄柏三两，黄连三两，秦皮三两

上四味，以水七升，煮取二升，去滓，温服一升，不愈，更服一升。

诠释：本证为阳明热痢。

2. 葛根黄芩黄连汤证

原文：太阳病，桂枝证，医反下之，利遂不止，脉促者，表未解也；喘而汗出者，葛根黄芩黄连汤主之。（34）

葛根半斤，甘草二两（炙），黄芩三两，黄连三两

上四味，以水八升，先煮葛根减二升，纳诸药，煮取二升，去滓，分温再服。

正误补缺：太阳病，外证未除，而数下之，遂协热下利，若汗出而喘者，表未解也，麻黄杏仁甘草石膏汤主之。表解已，利下不止者，葛根黄芩黄连汤主之。

诠释：本证为表热里热合证，参照第163条："太阳病，外证未除，而数下之，遂协热而利，利下不止，心下痞硬，表里不解者，桂枝人参汤主之。"桂枝证误下形成桂枝人参汤证，麻杏甘石汤证误下协热下利，形成葛根黄芩黄连汤证。

3. 黄芩汤证和黄芩加半夏生姜汤证

原文：太阳与少阳合病，自下利者，与黄芩汤，若呕者，黄芩加半夏生姜汤主之。（172）

黄芩三两，芍药二两，甘草二两（炙），大枣十二枚（擘）

上四味，以水一斗，煮取三升，去滓，温服一升，日再，夜一服。

黄芩加半夏生姜汤方：黄芩三两，芍药二两，甘草二两（炙），大枣十二枚（擘），半夏半升（洗），生姜一两半（一方三两，切）

正误补缺：热利，腹中痛者，与黄芩汤，若呕者，黄芩加半夏生姜汤主之。

诠释：本证为里部阳明热利证，参第358条"伤寒四五日，腹中痛，若转气下趋少腹者，此欲自利也"补入"腹中痛"。

4. 小承气汤证

（1）小承气汤主证。

原文：阳明病，谵语，发潮热，脉滑而疾者，小承气汤主之。（214）

伤寒吐后，腹胀满者，与调胃承气汤。（249）

阳明病，脉迟，虽汗出，不恶寒者，其身必重，短气，腹满而喘，有潮热者，此外欲解，可攻里也……若腹大满不通者，可与小承气汤微和胃气，勿令至大泄下。（208）

大黄四两（酒洗），厚朴二两（炙，去皮），枳实三枚（大者，炙）

上三味，以水四升，煮取一升二合，去滓，分温二服，初服汤当更衣，不尔者，尽饮之。若更衣者勿服之。

诠释：大承气汤证脉为迟脉，如阳明病出现数疾之脉，为胃气衰败的表现，正如方有执所说："滑疾有不宁之象，不可不知。"第249条有错讹，参第213条"阳明病，其人多汗，以津液外出，胃中燥，大便必硬，硬则谵语，小承气汤主之"，两条方证恰好相反，故修正。小承气汤证为阳明病兼太阴虚证，故小承气汤多用于阳明病转太阴虚的中间过程，或胃气本虚而形成阳明证者。

（2）小承气汤适应证。

①探试法。

原文：……若不大便六七日，恐有燥屎，欲知之法，少与小承气汤。汤入腹中，转矢气者，此有燥屎也，乃可攻之。若不转矢气者，此但初头硬，后必溏，不可攻之，攻之必胀满，不能食也。欲饮水者，与水则哕，与五苓散；若其后发热者，必大便复硬而少也，以小承气汤和之。不转矢气者，慎不可攻也。（209）

诠释：小承气汤为一中介方，属阳明热与太阴虚合证方，仲景

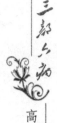

辨不清是阳明引起的不大便，还是太阴引起的不大便时，则以小承气汤测试，使用小承气汤后，转矢气者为阳明病，不转矢气者为太阴病。什么为"转矢气"呢？一般认为是有气从肛门排出，即放屁。资料表明，转是还，返回的意思。209 条"腹中转矢气"腹中怎能放屁呢？实际上是服小承气汤后，肠蠕动增强，推动肠中浊气欲以肛门排出，行至燥屎处，阻塞不得出，复还腹中，移时再作，肠鸣有声，如果是太阴病，肠中无燥屎形成，就没有转矢气形成，服后则泄。

②慎用法。

原文：得病二三日，脉弱，无太阳，柴胡证，烦躁，心下硬，至四五日，虽能食，以小承气汤少少与微和之，令小安。至六日，与承气汤一升。

诠释：阳明病出现脉弱、烦躁、心下硬说明兼有太阴虚的成分，攻下时，要十分慎重。

5. 麻子仁丸证

原文：趺阳脉浮而涩，浮则胃气强，涩则小便数，浮涩相搏，大便则硬，其脾为约，麻子仁丸主之。(247)

麻子仁二升，芍药半斤，枳实半斤（炙），大黄一斤（去皮），厚朴一尺（炙，去皮），杏仁一升（去皮尖，熬，别作脂）

上六味，蜜和丸，如梧桐子大，饮服十丸，日三服。渐加，以知为度。

正误补缺：趺阳脉浮而涩，此为胃气强，脾为约，小便数，大便则硬，麻子仁丸主之。

诠释：胃强脾约，胃热肠燥，津液受伤，脾不为胃行其津液，津液不能定期入胃中，大便则硬。参第 203 条："以亡津液，胃中干燥，故当问其小便日几行，若本小便日三四行，今日再行，故知大便不久出。今为小便数少，以津液当还入胃中，故知不久必大便也。"第 278 条："伤寒脉浮而缓，手足自温者，系在太阴，太阴当发身黄，若小便自利者，不能发黄，至七八日，虽暴烦下利日十余行，必自止，以脾家实，腐秽当去故也。"由此两条可以看出，脾主水液代谢，"脾家"是一个系统，如胃家。功能正常，津液自还胃中，失常则不能还入胃中，形成大便硬。

6. 三物白散

原文：病在阳，就以汗解之，反以冷水潠之，若灌之，其热被却不得去，弥更益烦，肉上粟起，意欲饮水，反不渴者，服文蛤散，若不瘥者，与五苓散。寒实结胸，无热证者，与三物小陷胸汤，白散亦可服。（141）

桔梗三分，巴豆一分（去皮、尖，熬黑，研如脂），贝母三分

上三味为散，纳巴豆，纳与臼中杵之，以白饮和服，强人半钱匕，羸者减之。病在膈上必吐，在膈下必利，不利，进热粥一杯，利过不止，进冷粥一杯。身热皮粟不解，欲引衣自覆，若以水潠之、洗之，益令热却不得出，当汗而不汗则烦。假令汗出已，腹中痛，与芍药三两如上法。

诠释：此证为里寒实证合表实证。

第三章　少阳病与少阴病

第一节　立纲

一、少阳病提纲

原纲：少阳之为病，口苦，咽干，目眩也。（263）

新纲：少阳病，胸中满而热烦，身热或寒热往来，口苦，咽干，小便黄赤。

诠释：参第 189 条"阳明中风，口苦咽干"，第 221 条"阳明病，咽燥口苦"，第 67 条"起则头眩"，第 82 条"头晕"，可见口苦、咽干、目眩为一多义证，没有特异性，因此少阳病提纲需重新立纲。

参第 77 条"发汗，若下之，而烦热，胸中窒者，栀子豉汤主之"，第 78 条"伤寒五六日，大下之后，身热不去，心中结痛，未欲解也，栀子豉汤主之"，第 96 条"伤寒五六日，中风，往来寒热，胸胁苦满，默默不欲饮食，心烦喜呕……小柴胡汤主之"，可知少阳病病位重心在胸腔。"胸中满而热烦"概括了少阳病热、实两个方面，故立为少阳病提纲证。

二、少阴病提纲

原纲：少阴之为病，脉微细，但欲寐也。（281）

新纲：少阴病，心动悸，背恶寒，短气，或脉微细。

诠释：参第343条"伤寒六七日，脉微，手足厥冷，烦躁，灸厥阴"，第389条"既吐且利，小便复利而大汗出，下利清谷，内寒外热，脉微欲绝者，四逆汤主之"，第351条"手足厥寒，脉细欲绝者，当归四逆汤主之"，可见脉微细，但欲寐皆非特异性症状，不能作为少阴病提纲。

参第177条"伤寒，脉结代，心动悸，灸甘草汤主之"，第304条"少阴病，得之一二日，口中和，其背恶寒者，当灸之，附子汤主之"，少阴病为半表半里虚寒证，病位重心在心脏，"心动悸，背恶寒"对少阴病虚、寒的两个方面进行了高度概括，故立为提纲证。

第二节　归类

一、少阳病类证

1. 栀子豉汤

（1）栀子豉汤主证。

原文：发汗、吐、下后，虚烦不得眠，若剧者，必反复颠倒，心中懊侬，栀子豉汤主之。（76）

发汗，若下之，而烦热，胸中窒者，栀子豉汤主之。（77）

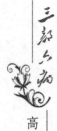

伤寒五六日，大下之后，身热不去，心中结痛者，未欲解也，栀子豉汤主之。(78)

栀子十四个（擘），香豉四合（绵裹）

上二味，以水四升，先煮栀子得二升半，纳豉，煮取一升半，去滓，分为二服，温进。一服得吐者，止后服。

诠释：本证概括了少阳病热、实两个方面，但病势较轻。主症概括为心胸热烦实，煎服法"温进一服得吐者，止后服"有错讹，与事实不符，故去掉，栀子豉汤类证皆如此。

（2）栀子豉汤适应证。

原文：阳明病，脉浮而紧，咽燥口苦，腹满而喘，发热汗出，不恶寒，反恶热，身重。若发汗则躁，心愦愦，反谵语。若加温针，必怵惕，烦躁不得眠。若下之，则胃中空虚，客气动膈，心中懊侬，舌上苔者，栀子豉汤主之。(221)

正误补缺：脉浮而紧，咽燥口苦，腹满而喘，发热汗出，不恶寒，反恶热，身重，白虎汤主之。若误以麻、桂发汗，则躁，心愦愦，反谵语，渴欲饮水，口干舌燥者，白虎加人参汤主之；若加温针，必怵惕，烦躁不得眠，脉浮发热，渴欲饮水，小便不利者，猪苓汤主之。若下之，则胃中空虚，客气动膈，心中懊侬，舌上苔者，栀子豉汤主之。

诠释：参第218条"伤寒四五日，脉沉而喘满，沉为在里"，本条"脉浮而紧"，故知病不在里，而为白虎汤证。参第219条"三阳合病，腹满身重，难于转侧，口不仁，面垢，谵语，遗尿，发汗则谵语，下之则额上生汗，手足逆冷，若自汗出者，白虎汤主之"，第222条"若渴欲饮水，口干舌燥者，白虎加人参汤主之"，两条皆白虎汤证误汗温针之变证，故补入。

原文：阳明病下之，其外有热，手足温，不结胸，心中懊侬，饥不能食，但头汗出者，栀子豉汤主之。(228)

诠释：本条与第221条当合为一条，白虎汤证误下后，形成栀子豉汤证。"手足温"是与第219条之白虎汤误下后形成白虎加人参汤证相鉴别。

原文：下利后，更烦，按之心下濡者，为虚烦也，宜栀子豉汤。

诠释：本证"按之心下濡"应与第207条"阳明病，不吐不下，心烦者，可与调胃承气"之实烦相鉴别。参第251条"心下硬"，第123条"胸中痛"。

2. 小陷胸汤证

原文：小结胸病，正在心下，按之则痛，脉浮滑者，小陷胸汤主之。（138）

黄连一两，半夏半升（洗），栝楼实大者一枚

上三味，以水六升，先煮栝楼，取三升，去滓，纳诸药，煮取二升，去滓，分温三服。

正误补缺：少阳病，小结胸证，胸满心烦，正在心下，按之则痛，脉浮滑者，小陷胸汤主之。

诠释：参第176条"伤寒，脉浮滑"白虎汤证。本证病位在半表半里，病性包括热、实两个方面，属少阳病。参《金匮要略·胸痹心痛短气病脉证治》瓜蒌薤白半夏汤证补入"胸满"证。

3. 猪苓汤证

（1）猪苓汤主证。

原文：若脉浮发热，渴欲饮水，小便不利者，猪苓汤主之。（223）

猪苓（去皮）、茯苓、泽泻、阿胶、滑石（碎）各一两

上五味，以水四升，先煮四味，取二升，去滓，纳阿胶，烊消。温服七合，日三服。

正误补缺：少阳病，脉浮发热，渴欲饮水，小便不利者，猪苓汤主之。

诠释：本证为少阳病小便不利证。

（2）猪苓汤禁忌证。

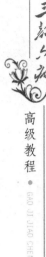

原文：阳明病，汗出多而渴者，不可与猪苓汤，以汗多胃中燥，猪苓汤复利其小便故也。（224）

二、少阳病单证

1. 白虎汤证

（1）白虎汤主证。

原文：伤寒，脉浮滑，此以表有热，里有寒，白虎汤主之。（176）

伤寒，脉滑而厥者，里有热，白虎汤主之。（350）

知母六两，石膏一斤（碎，绵裹），甘草二两（炙），粳米六合

上四味，以水一斗，煮米熟，汤成，去滓，温服一升，日三服。

正误补缺：伤寒，脉浮滑，或脉滑而厥，此表里俱热，白虎汤主之。

诠释：参第168条："伤寒，若吐若下后，七八日不解，热结在里，表里俱热，时时恶风，大渴，舌上干燥而烦，欲饮水数升者，白虎加人参汤主之。"本证既非表热，也非里热，而为半表半里热，即表里俱热。单表热者，不可用白虎汤，参第170条："伤寒，脉浮，发热无汗，其表不解，不可与白虎汤。"

（2）白虎汤适应证。

原文：三阳合病，腹满身重，难以转侧，口不仁，面垢，谵语，遗尿。发汗则谵语，下之则额上生汗，手足逆冷。若自汗出者，白虎汤主之。（219）

诠释：本证为三阳合病，即整体阳证。病位涉及表、里、半表半里三部。三阳之热不分家，清少阳之热则可清三阳之热。故白虎汤既是少阳热证主方，也是整体阳证主方。

2. 大黄黄连泻心汤证

原文：心下痞，按之濡，其脉关上浮者，大黄黄连泻心汤主之。（154）

大黄二两，黄连一两

上二味，以麻沸汤二升渍之，须臾，绞去滓，分温再服。

正误补缺：胸中热烦，心下痞，按之濡，其脉关上浮者，大黄黄连泻心汤主之。

诠解：本证为少阳病纯热证。本方大黄煎服法以麻沸汤渍之，单取其清热之功，不取其泻下之力。

3. 栀子柏皮汤证

原文：伤寒身黄，发热，栀子柏皮汤主之。（261）

肥栀子十五个（擘），甘草一两（炙），黄柏二两

上三味，以水四升，煮取一升半，去滓，分温再服。

诠释：本证为少阳身黄证，为半表半里热证。

4. 芍药甘草汤证

原文：伤寒，脉浮，自汗出，小便数，心烦，微恶寒，脚挛急……更作芍药甘草汤与之，其脚即伸……（29）

白芍药、甘草（炙）各四两

上二味，以水三升，煮取一升五合，去滓，分温再服。

诠释：本证为少阳热证，病势较轻，单以芍药甘草汤敛阴止痉。脉浮、自汗出、小便数都是由于脚挛急而导致的。

5. 甘草汤证，桔梗汤证

原文：少阴病二三日，咽痛者，可与甘草汤，不瘥，与桔梗汤。（311）

甘草汤方：甘草二两。

上一味，以水三升，煮取一升半，去滓，温服七合，日二服。

桔梗汤方：桔梗一两，甘草二两。

上二味，以水三升，煮取一升，去滓，分温再服。

正误补缺："少阴病"改为"少阳病"。

诠释：少阳病咽痛证，其热局限，单刀直入，清热利咽。

6. 猪肤汤证

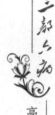

原文：少阴病，下利，咽痛，胸满，心烦，猪肤汤主之。(310)

猪肤一斤

上一味，以水一斗，煮取五升，去滓，加白蜜一升，白粉五合，熬香，和令相得，分温六服。

正误补缺：少阳病，咽痛，胸满，心烦，不利者，猪肤汤主之。

诠释：猪肤为润剂，性凉，少阴病下利，服之更甚，故改之。

7. 四逆散证

原文：少阴病，四逆，其人或咳，或悸，或小便不利，或腹中痛，或泄利下重者，四逆散主之。(318)

甘草（炙），枳实（破，水渍，炙干），柴胡，芍药

上四味，各十分，捣筛，白饮和服方寸匕，日三服。咳者，加五味子、干姜各五分，并主下利；悸者，加桂枝五分；小便不利者，加茯苓五分；腹中痛者加附子一枚，炮令坼；泄利下重者，先以水五升，煮薤白三升，煮取三升，去滓，以散三方寸匕，纳汤中，煮取一升半，分温再服。

正误补缺：少阳病，胸胁满，四逆者，四逆散主之。

诠释：本证为少阳实证，气逆所致。加减法不符合仲景意，为后人所加，故去。

三、少阴病类证

1. 附子汤证

（1）附子汤主证。

原文：少阴病，得之一二日，口中和，其背恶寒者，当灸之，附子汤主之。(304)

附子二枚（炮，去皮，破八片），茯苓三两，人参二两，白术四两，芍药三两

上五味，以水八升，煮取三升，去滓，温服一升，日三服。

诠释："背恶寒"为少阴寒特异证，即后心窝巴掌大小的地方，

两肩胛骨之间恶寒，为心阳虚衰的先兆。

（2）附子汤适应证。

原文：少阴病，身体痛，手足寒，骨节痛，脉沉者，附子汤主之。（305）

诠释："脉沉"为心阳虚、寒湿凝滞的指征，故治从少阴，方用附子汤。

2. 炙甘草汤证

原文：伤寒，脉结代，心动悸，炙甘草汤主之。（177）

甘草四两（炙），生姜三两（切），人参二两，生地黄一斤，桂枝三两（去皮），阿胶二两，麦门冬半升（去心），麻仁半升，大枣三十枚（擘）

上九味，以清酒七升、水八升，先煮八味，取三升，去滓，纳胶烊消尽。温服一升，日三服。一名复脉汤。

诠释：参第 178 条："脉按之来缓，时一止复来者，名曰结。又脉来动而中止，更来小数，中有还者，反动，名曰结阴也。脉来动而中止，不能自还，因而复动者，名曰代阴也。得此脉者，必难治。"本证病在心脏本身，多为器质性病变，故难治。属少阴病，心血不足，心阳不振。

3. 四逆加人参汤证

原文：恶寒，脉微而复利，利止，亡血也，四逆加人参汤主之。（385）

甘草二两（炙），附子一枚（生，去皮，破八片），干姜两半，人参一两

上四味，以水三升，煮取一升二合，去滓，分温再服。

正误补缺：恶寒脉微而复利，利止亡血也，心动悸者，四逆加人参汤主之。

诠解：本证为少阴病虚寒证。

4. 茯苓四逆汤证

原文：发汗，若下之，病仍不解，烦躁者，茯苓四逆汤主之。(69)

茯苓四两，人参一两，附子一枚（生用，去皮，破八片），甘草二两（炙），干姜一两半

上五味，以水五升，煮取三升，去滓，温服七合，日二服。

正误补缺：脉微弱，汗出恶风，烦躁，小便不利者，茯苓四逆汤主之。

诠释：参第38条"……若脉微弱，汗出恶风"，有证无方，补入，同时补入小便不利。本证为少阴病虚寒证。

5. 桂枝加芍药生姜各一两人参三两新加汤证

原文：发汗后，身疼痛，脉沉迟者，桂枝加芍药生姜各一两人参三两新加汤主之。(62)

桂枝三两（去皮），芍药四两，甘草二两（炙），人参三两，大枣十二枚（擘），生姜四两

上六味，以水一斗二升，煮取三升，去滓，温服一升。本云：桂枝汤，今加芍药、生姜、人参。

诠释：本证由厥阴病桂枝汤证转为少阴病，参第50条"脉浮紧，法当身疼痛，宜以汗解之。假令尺中迟者，不可发汗，何以知然？以荣气不足，血少故也。"

四、少阴病单证

1. 甘草干姜汤证、四逆汤证

（1）甘草干姜汤主证、四逆汤主证。

原文：伤寒，脉浮，自汗出，小便数，心烦，微恶寒，脚挛急，反与桂枝汤攻其表，此误也。得之便厥，咽中干，烦躁吐逆者，作甘草干姜汤与之，以复其阳……若重发汗，复加烧针者，四逆汤主之。(29)

甘草干姜方：甘草四两（炙），干姜二两。

上二味，以水三升，煮取一升五合，去滓，分温再服。

四逆汤方：甘草二两（炙），干姜一两半，附子一枚（生用，去皮，破八片）。

上三味，以水三升，煮取一升二合，去滓，分温再服。强人可大附子一枚，干姜三两。

诠释：本条初为芍药甘草汤证，误用桂枝汤，形成甘草干姜汤证。一误再误，则成四逆汤证。

（2）四逆汤适应证。

①少阴病四逆汤证。

原文：病发热头痛，脉反沉，若不瘥，身体疼痛，当救其里，宜四逆汤。(92)

少阴病，脉沉者，急温之，宜四逆汤。(323)

②太阴病四逆汤证。

原文：自利不渴者，属太阴，以其脏有寒故也，当温之，宜服四逆辈。(277)

脉浮而迟，表热里寒，下利清谷者，四逆汤主之。(225)

伤寒，医下之，续得下利清谷不止……救里宜四逆汤。(91)

……若膈上有寒饮，干呕者，不可吐也，当温之，宜四逆汤。(324)

下利腹胀满……温里宜四逆汤。(372)

③太阴厥阴合证。

原文：大汗，若下利而厥冷者，四逆汤主之。(354)

呕而脉弱，小便复利，身有微热，见厥者难治，四逆汤主之。(377)

吐利汗出，发热恶寒，四肢拘急，手足厥冷者，四逆汤主之。(388)

大汗出，热不去，内拘急，四肢疼，又下利厥逆而恶寒者，四逆汤主之。(353)

④少阴太阴合证。

既吐且利，小便复利而大汗出，下利清谷，内寒外热，脉微欲绝者，四逆汤主之。（389）

2. 干姜附子汤证

原文：下之后，复发汗，昼日烦躁不得眠，夜而安静，不呕不渴，无表证，脉沉微，身无大热者，干姜附子汤主之。（61）

干姜一两，附子一枚（生用，去皮，切八片）

上二味，以水三升，煮取一升，去滓，顿服。

正误补缺：下之后，复发汗，夜而烦躁不得眠，昼日安静，不呕不渴，无表证，脉沉微，身无大热者，干姜附子汤主之。

诠释：昼烦躁不得眠，夜而安静与临床不符，另外文字上也讲不通，应修改。"不呕不渴"，言无里证太阴病与阳明病。

3. 白通汤证

原文：少阴病，下利，白通汤主之。（314）

葱白四茎，干姜一两，附子一枚（生，去皮，破八片）

上三味，以水三升，煮取一升，去滓，分温再服。

正误补缺：少阴病，下利，脉微或沉迟，其人面少赤，身有微热者，白通汤主之。

诠释：参第366条："下利，脉沉而迟，其人面少赤，身有微热，下利清谷者，必郁冒汗出而解，病人必微厥，所以然者，其人戴阳，下虚故也。"第317条："面色赤者，加葱九茎。"补入戴阳证。

4. 通脉四逆汤证

原文：少阴病，下利清谷，里寒外热，手足厥逆，脉微欲绝，身反不恶寒，其人面色赤。或腹痛，或干呕，或咽痛，或利止脉不出者，通脉四逆汤主之。（317）

甘草二两（炙），附子大者一枚（生用，去皮，破八片），干姜三两（强人可四两）

上三味，以水三升，煮取一升二合，去滓，分温再服。其脉即出者愈。面色赤者，加葱九茎。腹中痛者，去葱加芍药二两。呕者，加生姜二两。咽痛者，去芍药加桔梗一两。利止脉不出者，去桔梗加人参二两。病皆与方相应者，乃服之。

下利清谷，里寒外热，汗出而厥者，通脉四逆汤主之。(370)

诠释：本证为三阴合证，即整体阴证。

5. 通脉四逆加猪胆汁汤证

原文：吐已下断，汗出而厥，四肢拘急不解，脉微欲绝者，通脉四逆加猪胆汁汤主之。(390)

甘草二两（炙），干姜三两（强人可四两），附子大者一枚（生，去皮，破八片），猪胆汁半合

上四味，以水三升，煮取一升二合，去滓，纳猪胆汁，分温再服，其脉即来。无猪胆，以羊胆代之。

诠释：本证为三阴合证，即整体阴证重证。

6. 白通加猪胆汁汤证

原文：少阴病，下利，脉微者，与白通汤。利不止，厥逆无脉，干呕烦者，白通加猪胆汁汤主之。服汤，脉暴出者死，微续者生。(315)

葱白四茎，干姜一两，附子一枚（生，去皮，破八片），人尿五合，猪胆汁一合

上五味，以水三升，煮取一升，去滓，纳胆汁、人尿，和令相得，分温再服。若无胆，亦可用。

诠释：本证为少阴证重证的无脉证，以猪胆汁、人尿强心复脉。

7. 茯苓甘草汤证

原文：伤寒厥而心下悸，宜先治水，当服茯苓甘草汤。却治其厥，不尔，水渍入胃，必作利也。(356)

茯苓二两，甘草一两（炙），生姜三两（切），桂枝二两（去皮）

上四味，以水四升，煮取二升，去滓，分温三服。

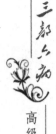

诠释：本证为少阴寒证，出现心衰、水液内停。

8. 桂枝甘草汤证

原文：发汗过多，其人叉手自冒心，心下悸，欲得按者，桂枝甘草汤主之。(64)

桂枝四两（去皮），甘草二两（炙）

上二味，以水三升，煮取一升，去滓，顿服。

诠释：本证为少阴寒证。

9. 茯苓桂枝甘草大枣汤证

原文：发汗后，其人脐下悸者，欲作奔豚，茯苓桂枝甘草大枣汤主之。(65)

茯苓半斤，桂枝四两（去皮），甘草二两（炙），大枣十五枚（擘）

上四味，以甘澜水一斗，先煮茯苓减二升，纳诸药，煮取三升，去滓，温服一升，日三服。

做甘澜水法：取水二斗，置大盆内，以勺扬之，水上有珠子五六千颗相逐，取用之。

诠释：脐下悸，欲作奔豚为寒湿相搏，心功能下降，回心血量减少，主动脉排血阻力增大，出现回流现象。脐下悸就是腹主动脉痉挛跳动，是因血液回流导致的。

10. 桂枝甘草龙骨牡蛎汤证

原文：火逆下之，因烧针烦躁者，桂枝甘草龙骨牡蛎汤主之。(118)

桂枝一两（去皮），甘草二两（炙），牡蛎二两（熬），龙骨二两

上四味，以水五升，煮取二升半，去滓，温服八合，日三服。

正误补缺：火逆下之，因烧针烦躁，心下悸者，桂枝甘草龙骨牡蛎汤主之。

诠释：参桂枝甘草汤补"心下悸"。大汗亡阳，出现心下悸、烦

躁。心阳虚则心传导失常，形成心下悸。大汗亡阳过程中，钠、钙离子丢失严重，出现低血钙症之烦躁、烦惊。

11．桂枝加桂汤证

原文：烧针令其汗，针处被寒，核起而赤者，必发奔豚，气从少腹上冲心者，灸其核上各一壮，与桂枝加桂汤，更加桂二两也。(117)

桂枝五两（去皮），芍药三两，生姜三两（切），甘草二两（炙），大枣十二枚（擘）

上五味，以水七升，煮取三升，去滓，温服一升。本云：桂枝汤，今加桂满五两，所以加桂者，以能泄奔豚气也。

诠释：根据桂枝加桂汤推知，本证原为桂枝证，参第15条"太阳病，下之后，其气上冲者，可与桂枝汤，方用前法"，本证应是第15条所述证候的重证。

由灸其核上各一壮，可推知，针刺部位应在腹部，任脉两侧对称。为什么要以烧针治疗呢？桂枝汤误下，其气上冲之证，本仍以桂枝汤即可，但医生采用了烧针疗法，使气上冲加重，形成奔豚证。

针处核起而赤的原因是消毒不严格，引起局部感染，而使针处核起而赤。

12．桂枝加附子汤证

原文：太阳病，发汗，遂漏不止，其人恶风，小便难，四肢微急，难以屈伸者，桂枝加附子汤主之。(20)

桂枝三两（去皮），芍药三两，甘草三两（炙），生姜三两（切），大枣十二枚（擘），附子一枚（炮，去皮，破八片）

上六味，以水七升，煮取三升，去滓，温服一升。本云：桂枝汤，今加附子，将息如前法。

诠释：本证为桂枝汤证误汗而致少阴寒证。

13．桂枝去芍药汤证

原文：太阳病，下之后，脉促，胸满者，桂枝去芍药汤主

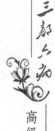
之。(21)

桂枝三两（去皮），甘草二两（炙），生姜三两（切），大枣十二枚（擘）

上四味，以水七升，煮取三升，去滓，温服一升。本云：桂枝汤今去芍药，将息如前法。

诠解：本证为桂枝证下后转为少阴寒证。说明病人平素就有心脏病。芍药从中医角度讲，味酸，性凉，其有收敛功能，有阻碍胸阳振奋的作用。药物学研究表明，芍药含有 Fe^{3+}，能抑制膈肌神经、缓解平滑肌痉挛，对心律不齐有明显影响，临证有脉促结代、心律不齐、心传导阻滞的病人，都应慎用芍药，所以本方去芍药。

102

14. 桂枝去芍药加附子汤证

原文：若微寒者，桂枝去芍药加附子汤主之。(22)

桂枝三两（去皮），甘草二两（炙），生姜五两（切），大枣十二枚（擘），附子一枚（炮，去皮，破八片）

上五味，以水七升，煮取三升，去滓，温服一升。本云：桂枝汤，今去芍药加附子。将息如前法。

正误补缺：桂枝汤证，下之后，脉促，胸满，背恶寒者，桂枝去芍药加附子汤主之。

诠释：第21、22条在内容上为一条。桂枝证本身就"啬啬恶寒"，今加附子当有附子证"背恶寒"，故补。

15. 桂枝去芍药加蜀漆牡蛎龙骨救逆汤

原文：伤寒脉浮，医以火迫劫之，亡阳，必惊狂，卧起不安者，桂枝去芍药加蜀漆牡蛎龙骨救逆汤主之。(112)

桂枝三两（去皮），甘草二两（炙），生姜三两（切），大枣十二枚（擘），牡蛎五两（熬），龙骨四两，蜀漆三两（洗去腥）

上七味，以水一斗二升，先煮蜀漆，减二升，纳诸药，煮取三升，去渣。温服一升。本云：桂枝汤，今去芍药，加蜀漆、牡蛎、龙骨。

正误补缺：伤寒，脉浮，医者以火迫却之，亡阳，必惊，脉促胸满，发热战寒，一日五六次发，桂枝去芍药加蜀漆龙骨牡蛎救逆汤主之。

诠释："火却发汗"法为当时民间流行的一种发汗法，现在很少使用。使用桂枝去芍药汤，必然有桂枝去芍药汤证，加"脉促，胸满"。"惊狂"应当是只惊不狂，此为龙牡证，形成原因为大汗亡阳，破坏人体钙质代谢，心肌、骨骼肌、心电传导因缺钙而出现抽搐心慌。本方使用了蜀漆，必须有蜀漆证，"发热寒战，一日五六次发"，类似于疟疾，是病势出表，阳气不足的表现。

此证临床很少见，但确有这种情况。如路某某，襄垣人，在铁路局工作。患者于 1956 年就诊，脉促，胸满，发热寒战，心悸。当时刘老师第一次遇到这种情况，辨证为心阳虚，方药：桂枝甘草龙骨牡蛎汤。病人走了以后，刘老师反复思索这一病例，越想越与第112 条的桂枝去芍药加蜀漆龙骨牡蛎汤证一致，心里很紧张，希望病人能再来复诊，三天后，病人真的来了，询问后病人说病情减轻但还是发热寒战，刘老师高兴地说，这一次给你开个好方子，一剂药就让病好，果得神验，一剂后症状大减，六剂药痊愈，再没复发。

16. 苦酒汤

原文：少阴病，咽中伤，生疮，不能语言，声不出者，苦酒汤主之。（312）

半夏十四枚（洗，破如枣核），鸡子一枚（去黄，纳上苦酒，着鸡子壳中）

上二味，纳半夏着苦酒中，以鸡子壳置刀环中，安火上，令三沸，去滓，少少含咽之，不瘥，更作三剂。

诠释：本证为半表半里寒证。

17. 半夏散及汤

原文：少阴病，咽中痛，半夏散及汤主之。（313）

半夏（洗），桂枝（去皮），甘草（炙）

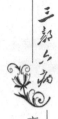

上三味，等分，分别捣筛，合治之，白饮和服方寸匕，日三服。若不能散服者，以水一升，煎七沸，纳散两方寸匕，更煮三沸，下火，令小冷，少少咽之。半夏有毒，不当散服。

诠释：本证为半表半里寒证。

五、半表半里部部证

1. 小柴胡汤证

（1）小柴胡汤主证。

原文：伤寒五六日，中风，往来寒热，胸胁苦满，默默不欲饮食，心烦喜呕，或胸中烦而不呕，或渴，或腹中痛，或胁下痞硬，或心下悸，小便不利，或不渴，身有微热，或咳者，小柴胡汤主之。（96）

柴胡半斤，黄芩三两，人参三两，半夏半升（洗），甘草（炙），生姜各三两（切），大枣十二枚（擘）

上七味，以水一斗二升，煮取六升，去滓，再煎取三升，温服一升，日三服。若胸中烦不呕者，去半夏、人参，加栝楼实一枚；若渴去半夏，加人参合前成四两半、栝楼根四两；若腹中痛者，去黄芩，加芍药三两；若胁下痞硬，去大枣，加牡蛎四两；若心下悸，小便不利者，去黄芩，加茯苓四两；若不渴，外有微热者，去人参，加桂枝三两，温覆微汗愈；若咳者，去人参、大枣、生姜，加五味子半升、干姜二两。

诠释：本证为半表半里部证，寒热错杂，虚实并见。

（2）小柴胡汤重证。

原文：伤寒五六日，头汗出，微恶寒，手足冷，心下满，口不欲食，大便硬，脉细者，此为阳微结，必有表，复有里也。脉沉，亦在里也。汗出，为阳微，假令纯阴结，不得复有外证，悉入在里，此为半在里半在外也。脉虽沉紧，不得为少阴病，所以然者，阴不得有汗，今头汗出，故知非少阴也，可与小柴胡汤。设不了了者，

得屎而解。(148)

诠释：本证从表现看，既表且里，又阴又阳。通过仲景详细辨证为：非表非里，非阴非阳。此为半在里半在外，寒热错杂，虚实并见。治疗采用协调疗法，方用小柴胡汤。

（3）小柴胡汤功用。

原文：阳明病，胁下硬满，不大便而呕，舌上白苔者，可与小柴胡汤，上焦得通，津液得下，胃气因和，身濈然汗出而解。

诠释：小柴胡汤通过对半表半里的协调，能使上焦胸腔气机通畅，水道通调，津液下达，胃气调和，营卫和谐，从而起到对周身表里上下的协调，小柴胡汤协调整体的作用即源于此。

（4）服小柴胡汤后病欲解的途径。

①濈然汗出而解。

原文：凡柴胡汤病症而下之，若柴胡证不罢者，复与柴胡汤，必蒸蒸而振，却发热汗出而解。(101)

伤寒五六日，呕而发热者，柴胡汤证具。而以他药下之，柴胡证仍在者，复与柴胡汤。此虽已下之，不为逆，必蒸蒸而振，却发热汗出而解。(149)

诠释：邪在半表半里，服柴胡汤后，邪从表而解。

②得屎而解。

原文：……可与小柴胡汤，设不了了者，得屎而解。(148)

伤寒十三日，不解，胸胁满而呕，日晡所发潮热，已而微利。此本柴胡证，下之以不得利，今反利者，知医以丸药下之，此非其治也。潮热者，实也，先宜服小柴胡汤以解外。后以柴胡加芒硝汤主之。(104)

诠释：小柴胡汤证，病势入里，而出现不大便等阳明病，服柴胡汤后，邪从里走，得屎而解。

③小便频数而解。

原文：阳明中风，脉弦浮大而短气，腹都满，胁下及心痛，久

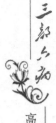

按之气不通，鼻干，不得汗，嗜卧，一身及目悉黄，小便难，有潮热，时时哕，耳前后肿，刺之小瘥，外不解，病过十日，脉续浮者，与小柴胡汤。（231）

诠释：邪在半表半里，从小便而走。

（5）小柴胡汤的适应证。

原文：伤寒中风，有柴胡证，但见一证便是，不必悉具。（101）

①三部证相合。

原文：伤寒四五日，身热恶风，颈项强，胁下满，手足温而渴者，小柴胡汤主之。（99）

②热入血室。

原文：妇人中风七八日，续得寒热，发作有时，经水适断者，此为热入血室，其血必结，故使如疟状，发作有时，小柴胡汤主之。（144）

③里部病症。

原文：血弱气尽，腠理开，邪气因入，与正气相搏，结于胁下，正邪纷争，往来寒热，休作有时，默默不欲饮食，脏腑相连，其痛必下，邪高痛下，故使呕也，小柴胡汤主之。服柴胡汤已，渴者属阳明，以法治之。（97）

诠释：小柴胡汤证出现里部病症的机理。"默默不欲饮食，腹痛，呕吐"为脏腑相连，相互影响之故，皆为越部证。

原文：伤寒，阳脉涩，阴脉弦，法当腹中急痛，先与小建中汤；不瘥者，小柴胡汤主之。（100）

诠释："腹中急痛"多为平滑肌痉挛的小建中汤证，占98%。小柴胡汤证为肠道淋巴结、乳糜池不通所致。

呕而发热者，小柴胡汤主之。（379）

阳明病，胁下硬满，不大便而呕，舌上白苔者，可与小柴胡汤。（230）

本太阳病，不解，转入少阳者，胁下硬满，干呕不能食，往来

寒热，尚未呕下，脉沉紧者，与小柴胡汤。（266）

伤寒十三日，不解，胸胁满而呕，日晡所发潮热……潮热者，实也，宜先服小柴胡汤以解外。（104）

④瘥后余邪未尽。

原文：伤寒瘥以后，更发热，小柴胡汤主之。（394）

诠释：伤寒病后期，病不了了，80%的患者形成寒热错杂之小柴胡汤证，参第230、101、149条，"脉浮者，以汗解之""脉沉实者，以下解之"，为服小柴胡汤后的效应而非治法。

太阳病，十日已去，脉浮细而嗜卧者，外已解也；设胸满胁痛者，与小柴胡汤。（37）

2. 大柴胡汤证

（1）大柴胡汤主证。

原文：伤寒发汗，汗出不解，心中痞硬。呕吐而下利者，大柴胡汤主之。（165）

太阳病，过经十余日，反二三下之，后四五日，柴胡证仍在者，先与小柴胡，呕不止，心下急，郁郁微烦，为未解也，与大柴胡下之则愈。（103）

柴胡半斤，黄芩三两，芍药三两，半夏半升（洗），生姜五两（切），枳实四枚（炙），大枣十二枚（擘）

上七味，以水一斗二升，煮取六升，去滓，再煎，温服一升，日三服。一方，加大黄二两，若不加，恐不为大柴胡汤。

诠释：小柴胡汤证兼里热者，为大柴胡汤证。宋本无大黄，《金匮要略》《肘后备急方》《千金方》《外台秘要》皆有大黄，从方剂来看，本方的主要作用在于治疗半表半里证与阳明合病，当加大黄。枳实、芍药、大黄三味药配合，泻下作用极强，每日可达十五六次，缺一不可，可见中药配伍的重要性。

（2）大柴胡汤适应证。

原文：伤寒十余日，热结在里，复往来寒热者，与大柴胡

汤。（136）

诠释：本证为阳明病影响半表半里者。全方和解表里，通下里实。三部六病调胃汤即由本方化裁而来，临床只要有聚关脉和阳明实证的表现即可使用，其泻下作用不亚于大承气汤。

3. 柴胡加芒硝汤证

原文：伤寒十三日，不解，胸胁满而呕，日晡所发潮热……潮热者，实也，先宜服小柴胡汤以解外，后以柴胡加芒硝汤主之。（104）

柴胡二两十六铢，黄芩一两，人参一两，甘草一两（炙），生姜一两（切），半夏二十铢（本云五枚，洗），大枣四枚（擘），芒硝二两

上八味，以水四升，煮取二升，去滓，纳芒硝，更煮微沸，分温再服，不解，更作。

诠释：本证为小柴胡汤证兼里实证。潮热为阳明热型，为燥屎内结的外证，本证较大柴胡汤证轻，大柴胡汤为二阳合证，本方证为先表后里。

4. 柴胡桂枝干姜汤证

原文：伤寒五六日，已发汗而复下之，胸胁满微结，小便不利，渴而不呕，但头汗出，往来寒热，心烦者，此为未解也，柴胡桂枝干姜汤主之。（147）

柴胡半斤，桂枝三两（去皮），干姜二两，栝楼根四两，黄芩三两，牡蛎二两（熬），甘草二两（炙）

上七味，以水一斗二升，煮取六升，去滓，再煎取三升，温服一升，日三服。初服微烦，复服，汗出则愈。

正误补缺：伤寒五六日，已发汗复下之，胸胁满微结，胃中有邪气，腹中痛，但头汗出，往来寒热，心烦惊者，此为未解，柴胡桂枝干姜汤主之。或者，原文不变，方子改为柴胡加龙骨牡蛎汤。

诠释：本条叙证不全，缺桂枝干姜证、牡蛎证。参第 173 条："伤寒，胸中有热，胃中有邪气，腹中痛，欲呕吐者，黄连汤主之。"

补入"胃中有邪气，腹中痛，欲呕吐"。参第107条"胸满烦惊"，本条补入"惊"证。"小便不利""不呕"与方不符，去掉。

本证为少阳证兼太阴寒证。

5. 柴胡加龙骨牡蛎汤证

原文：伤寒八九日，下之，胸满烦惊，小便不利，谵语，一身尽重，不可转侧者，柴胡加龙骨牡蛎汤主之。（107）

柴胡四两，龙骨、黄芩、生姜（切）、铅丹、人参、桂枝（去皮）、茯苓各一两半，大枣六枚（擘），半夏二合半（洗），大黄二两，牡蛎一两半（熬）

上十二味，以水八升，煮取四升，纳大黄，切如棋子，更煮一两沸，去滓，温服一升。本云：柴胡汤，今加龙骨等。

诠释：本方寒热并用、补泻兼施、升降共济、收散并举，四方八面，整体协调。寒用黄芩，热用生姜、桂枝，补用人参、大枣，泻用大黄、茯苓、柴胡，升用柴胡，降用半夏、铅丹，收用牡蛎、龙骨，散用柴胡、生姜、半夏、桂枝。本方的协调面很广，为三部证合方。三部六病调神汤即在此方基础上演化而来。

6. 文蛤散证

原文：病在阳，就以汗解之，反以冷水潠之，若灌之，其热被却不得去，弥更益烦，肉上粟起，意欲饮水，反不渴者，服文蛤散，若不瘥者，与五苓散。寒实结胸，无热证者，与三物小陷胸汤，白散亦可服。（141）

文蛤五两

上一味为散，以沸汤和一方寸匕服，汤用五合。

诠释：本证为半表半里部部病。

六、半表半里部兼、合证

1. 竹叶石膏汤证

原文：伤寒解后，虚羸少气，气逆欲吐，竹叶石膏汤主

之。（397）

竹叶二把，石膏一斤，半夏半升（洗），麦门冬一升（去心），人参二两，甘草二两（炙），粳米半升

上七味，以水一斗，煮取六升，去滓，纳粳米，煮米熟，汤成去米，温服一升，日三服。

诠释：本证为少阳热与少阴虚合证。本方是在白虎加人参汤去知母的基础上加半夏、麦门冬而成，本证较白虎加人参汤伤阴重，故加麦门冬，去知母之苦寒伤阴之弊。整个方剂具有清余热、补气阴的功效。临床上本方使用广泛，如肺空洞、肺结核、支气管扩张咳血、胸膜炎低热、心肌炎发热不退、鼻出血等属少阳病气阴两虚证。

2. 白虎加人参汤证

原文：服桂枝汤，大汗出后，大烦渴不解，脉洪大者，白虎加人参汤主之。（26）

知母六两，石膏一斤（碎，绵裹），甘草（炙）二两，粳米六合，人参三两

上五味，以水一斗，煮米熟，汤成去滓，温服一升，日三服。

伤寒，若吐若下后，七八日不解，热结在里，表里俱热，时时恶风，大渴，舌上干燥而烦，欲饮水数升者，白虎加人参汤主之。（168）

伤寒，无大热，口燥渴，心烦，背微恶寒者，白虎加人参汤主之。（169）

伤寒，脉浮，发热无汗，其表不解，不可与白虎汤，渴欲饮水，无表证者，白虎加人参汤主之。（170）

……若渴欲饮水，口干舌燥者，白虎加人参汤主之。（222）

诠释：从以上六条白虎加人参证来看，本证在白虎汤证高热、汗出的基础上，增加口大渴、心烦、时时恶风、背恶寒，脉由浮滑转为洪大，出现少阴征象，形成了由阳转阴的过渡证，即少阳热与少阴虚合证。本证的辨证重点是时时恶风、背微恶寒。后世所谓白

虎汤四大证，实际上是白虎加人参汤证。

3. 黄连阿胶汤证

原文：少阴病，得之二三日以上，心中烦不得卧，黄连阿胶汤主之。（303）

黄连四两，黄芩二两，芍药二两，鸡子黄二枚，阿胶三两

上五味，以水六升，先煮三物，取二升，去滓，纳胶烊尽，小冷，纳鸡子黄，搅令相得，温服七合，日三服。

正误补缺：少阳病，得之二三日，心中烦不得卧，甚则眩冒，经脉动惕，脉浮大，上关上，黄连阿胶汤主之。

诠释：参第160条"伤寒吐下后，发汗，虚烦，脉甚微，八九日心下痞硬，胁下痛，气上冲咽喉，眩冒，经脉动惕者，久而成痿"，第268条"三阳合病，脉浮大，上关上，但欲睡眠，目合则汗"，补入"眩冒，经脉动惕""脉浮大，上关上"，改"少阴病"为"少阳病"。吴鞠通以本方化裁而成大小定风珠，治温病热盛伤津动风之证。本证为少阳热与少阴虚合证。本方不仅用于伤寒病少阳伤津之证，临床上更多用于阴虚火旺、心肾不交之失眠及梦遗滑精、女子梦交之神经衰弱等。

4. 牡蛎泽泻散证

原文：大病瘥后，从腰以下有水气者，牡蛎泽泻散主之。（395）

牡蛎（熬）、泽泻、蜀漆（洗去腥）、葶苈子（熬）、商陆根（熬）、海藻（洗去咸）、栝楼根各等分

上七味，异捣，下筛为散，更于臼中治之。白饮和，服方寸匕，日三服。小便利，止后服。

诠释：本证为下焦病变，应有浮肿、小便不利。

5. 栀子甘草豉汤证、栀子生姜豉汤证

原文：发汗吐下后，虚烦不得眠，若剧者必反复颠倒，心中懊憹，栀子豉汤主之，若少气者，栀子甘草豉汤主之，若呕者，栀子生姜豉汤主之。（76）

栀子甘草豉汤方：栀子十四个（擘），甘草二两（炙），香豉四合（绵裹）。

上三味，以水四升，先煮栀子、甘草，取二升半，纳豉，煮取一升半，去滓，分二服。温进一服得吐者，止后服。

栀子生姜豉汤方：栀子十四个（擘），生姜五两，香豉四合（绵裹）。

上三味，以水四升，先煮栀子、生姜，取二升半，纳豉，煮取一升半，去滓，分二服。温进一服得吐者，止后服。

诠释：栀子甘草豉汤证为栀子豉汤证兼少阴虚少气证，栀子生姜豉汤证为栀子豉汤证兼太阴寒呕证。

6. 栀子干姜汤证

原文：伤寒，医以丸药大下之，身热不去，微烦者，栀子干姜汤主之。（80）

栀子十四个（擘），干姜二两

上二味，以水三升半，煮取一升半，去滓，分二服。温进一服得吐者，止后服。

诠释：本证为少阳热与太阴寒合证，参第81条"凡用栀子汤，病人旧微溏者，不可与服之"，此条为栀子干姜汤证。

7. 栀子厚朴汤证

原文：伤寒下后，心烦腹满，卧起不安者，栀子厚朴汤主之。（79）

栀子十四个（擘），厚朴四两（炙，去皮），枳实四枚（水浸，炙令黄）

上三味，以水三升半，煮取一升半，去滓，分二服。温进一服得吐者，止后服。

诠释：本证为少阳热与太阴虚合证。

8. 枳实栀子豉汤证

原文：大病瘥后，劳复者，枳实栀子豉汤主之。（393）

枳实三枚（炙），栀子十四个（擘），豉一升（绵裹）

上三味，以清浆水七升，空煮取四升，纳枳实、栀子，煮取二升，下豉，更煮五六沸，去滓，分温再服。覆令微似汗。若有宿食者，纳大黄如博棋子大五六枚，服之愈。

正误补缺：大病瘥后，劳复者，其人身体重，少气，少腹里急，或引阴中拘挛，热上冲胸，头重不欲举，眼中生花，膝胫拘急者，枳实栀子豉汤主之。

诠释：参第392条："伤寒阴阳易之为病，其人身体重，少气，少腹里急，或引阴中拘挛，热上冲胸，头重不欲举，眼中生花，膝胫拘急者，烧裤散主之。"第392条在伤寒流行时常遇见，起初按本方治疗，不但病不减轻，反而助热，后改用了第393条枳实栀子豉汤才得以解决。此条方证与临床不符，而第393条却有方无证，主治与第392条证一致，验之临床，确实如此，故合为一条。枳实平痉挛，栀子豉汤除烦热，方证相合，属少阳病范畴。烧裤散暂存疑。

9. 茵陈蒿汤证

原文：阳明病，发热自汗出者，此为热越，不能发黄也，但头汗出，身恶寒，剂颈而还，小便不利，渴饮水浆者，此为瘀热在里，身必发黄，茵陈蒿汤主之。（236）

茵陈蒿六两，栀子十四枚（擘），大黄二两（去皮）

诠释：本证为少阳病合里热证。

10. 附子泻心汤证

原文：心下痞，而复恶寒、汗出者，附子泻心汤主之。（155）

大黄二两，黄连一两，黄芩一两，附子一两（炮，去皮，破，另煮取汁）

上四味，切三味，以麻沸汤二升渍之，须臾，绞去滓，纳附子汁，分温再服。

正误补缺：心下痞，按之濡，其脉关上浮而背恶寒汗出者，附子泻心汤主之。

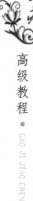

诠释：参第 154 条"心下痞，按之濡，其脉关上浮者，大黄黄连泻心汤主之"，第 304 条"少阴病，得之一二日，口中和，其背恶寒者，当灸之，附子汤主之"，补入"按之濡，其脉关上浮"。改"复恶寒"为"背恶寒"。本证为少阳热与少阴寒合证。泻心汤以麻沸汤渍，附子另煎，合服，取寒热各司其职，不相制约之意。

11. 麻黄细辛附子汤证

原文：少阴病，始得之，反发热，脉沉者，麻黄细辛附子汤主之。（301）

麻黄二两（去节），细辛二两，附子一枚（炮，去皮，破八片）

上三味，以水一斗，先煮麻黄，减二升，去上沫，纳诸药，煮取三升，去滓，温服一升，日三服。

诠释：本证为表寒与半表半里寒合证。

12. 麻黄附子甘草汤证

原文：少阴病得之二三日，麻黄附子甘草汤微发汗，以二三日无证，故微发汗也。

麻黄二两（去节），甘草二两（炙），附子一枚（炮，去皮，破八片）

上三味，以水七升，先煮麻黄一两沸，去上沫，纳诸药，煮取三升，去滓，温服一升，日三服。

诠释：上述两条证同而治异，一个为始得之，一个为得之二三日，由于时间的不同，因而治疗方药就不同。

13. 芍药甘草附子汤

原文：发汗，病不解，反恶寒者，虚故也，芍药甘草附子汤主之。（68）

芍药三两，甘草三两（炙），附子一枚（炮，去皮，破八片）

上三味，以水五升，煮取一升五合，去滓，分温三服。疑非仲景方。

正误补缺：参第 29 条芍药甘草汤证，本条当附于 29 条后。本条与第 29 条不同的是，合证合治，芍药甘草汤治脚挛急，附子甘草汤治背恶寒。

诠释：本证为芍药甘草汤证与附子甘草汤证的合证，为半表半里热证合半表半里寒证。

14. 真武汤证

（1）真武汤主证。

原文：少阴病，二三日不已，至四五日，腹痛，小便不利，四肢沉重疼痛，自下利者，此为有水气，其人或咳，或小便利，或下利，或呕者，真武汤主之。（316）

茯苓三两，芍药三两，白术二两，生姜三两（切），附子一枚（炮，去皮，破八片）

上五味，以水八升，煮取三升，去滓，温服七合，日三服。若咳者，加五味子半升、细辛一两、干姜一两；若小便利者，去茯苓；若下利者，去芍药加干姜二两；若呕者，去附子加生姜，足前为半斤。

诠释：或见证及方药加减存疑，本证为少阴寒与太阴虚合证。"腹痛""小便不利"机制是相同的，腹痛为胃肠平滑肌痉挛形成，小便不利为肾小管平滑肌痉挛形成，平痉挛特效药为白芍，由此白芍间接地起到利尿作用。

（2）真武汤适应证。

太阳病发汗，汗出不解，其人仍发热，心下悸，头眩，身瞤动，振振欲擗地者，真武汤主之。（82）

茯苓、芍药、生姜各三两（切），白术二两，附子一枚（炮，去皮，破八片）

上五味，以水八升，煮取三升，去滓，温服七合，日三服。

诠释：本方为治疗肌原性小便不利及肾功能衰竭的主方。本证是阳虚水泛，伤及经筋，发热提示虚阳外浮，头眩为越部证的表现。属少阴寒与厥阴寒合证。

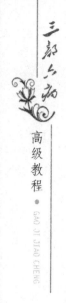

第四章　合病　杂病

一、麻黄升麻汤证

原文：伤寒六七日，大下后，寸脉沉而迟，手足厥逆，下部脉不至，喉咽不利，唾脓血，泄利不止者，为难治，麻黄升麻汤主之。（357）

麻黄二两半（去节），升麻一两一分，当归一两一分，知母十八铢，黄芩十八铢，葳蕤十八铢，芍药六铢，天门冬六铢（去心），桂枝六铢，茯苓六铢，甘草六铢，石膏六铢（碎，绵裹），白术六铢，干姜六铢

上十四味，以水一斗，先煮麻黄一两沸，去上沫，纳诸药，煮取三升，去滓，分温三服。相去如炊三斗米顷，令尽，汗出愈。

诠释：本证为厥阴、少阳、太阴合病，"寸脉沉而迟，手足厥逆，下部脉不至"为厥阴病，"喉咽不利，唾脓血"为少阳病，"泄利不止"为太阴病。合病即不同部位上的六病相合，合病治疗原则为合方。厥阴病用当归四逆汤，少阳病用竹叶石膏汤，太阴病用茯苓桂枝白术干姜汤。

二、柴胡桂枝汤证

原文：伤寒六七日，发热，微恶寒，肢节烦痛，微呕，心下支结，外证未去者，柴胡桂枝汤主之。（146）

桂枝一两半（去皮），黄芩一两半，人参一两半，甘草一两（炙），半夏二合半（洗），芍药一两半，大枣六枚（擘），生姜一两半（切），柴胡四两

上九味，以水七升，煮取三升，去滓，温服一升。本云：人参汤，作如桂枝法，加半夏、柴胡、黄芩，复加柴胡法。今用人参作半剂。

诠释：本证为厥阴病桂枝汤证、太阴病人参汤证、少阳病柴胡汤证复合，属杂病范畴，用1/2小柴胡汤合1/2桂枝汤，合病合方，和解少阳，调和营卫。

三、乌梅丸证

原文：伤寒脉微而厥，至七八日肤冷，其人躁，无暂安时，此为脏厥，非蛔厥也。蛔厥者，其人当吐蛔。令病者静，而复时烦者，此为脏寒，蛔上入其膈，故烦，须臾复止，得食而呕，又烦者，蛔闻食臭出，其人常自吐蛔，蛔厥者，乌梅丸主之。又主久利。（338）

乌梅三百枚，细辛六两，干姜十两，黄连十六两，当归四两，附子六两（炮，去皮），蜀椒四两（出汗），桂枝六两（去皮），人参六两，黄柏六两

上十味，异捣筛，合治之，以苦酒渍乌梅一宿，去核，煮之五斗米下，饭熟捣成泥，和药令相得，纳臼中，与蜜杵二千下，丸如梧桐子大，先食饮服十丸，日三服，稍加至二十丸，禁生冷滑物臭食等。

正误补缺：区别脏厥与蛔厥。脏厥者以四逆汤，蛔厥者以乌梅丸。其他皆为蛔厥的解释。

诠释：本方为厥阴、少阳、太阴合病，属于杂病范畴。

《伤寒论》讲论

本章节为在全国经方论坛的讲座内容，对《伤寒论》三阴三阳的阐释突破了三部六病原有的观念。

第一章 《伤寒论》六经当为六病

我们常说"名不正则言不顺"，《伤寒论》我们习惯上都称为六经辨证，学习《伤寒论》就先从正名开始，从《伤寒论》的三阴三阳来看张仲景的命名原则。

一、"六经辨证"的由来

最早提出"六经"概念的是宋朝的朱肱，他在《伤寒类证活人书》中指出，六经就是足太阳膀胱经、足阳明胃经、足少阳胆经、足太阴脾经、足少阴肾经、足厥阴肝经，并且说"治伤寒先需识经络，不识经络，触途冥行，不知邪气之所在"。后来，张景岳、张璐等人从而和者，并推广至手足十二经。

二、从条文、方证辩《伤寒论》非六经辨证

1. 分析《伤寒论》中"经"的含义

无论是古代的，还是现代的许多医家，对这个观点都存有异议。比如柯韵伯、恽铁樵等。《伤寒论》原著中，提到了"经"这个字，但是《伤寒论》中的"经"不是我们今天所说的六经辨证的"经"。要讨论太阳、阳明等是"六经"还是"六病"的问题，我们还是要从《伤寒论》原著上追踪、考究。

在全书 398 条条文中，涉及"经"这个字的条文仅有 14 条，就在这 14 条里面，我们抽出来逐条论述。其中第 143、144、145 条，

这三个条文谈的是女性的月经，这和六经不相关。

第30条所述"附子温经，亡阳故也"，这个条文中的"温经"指附子的功能，不是"六经辨证"的"经"。

第67条"伤寒若吐若下后，心下逆满，气上冲胸，起则头眩，脉沉紧，发汗则动经，身为振振摇者，茯苓桂枝白术甘草汤主之。"这个条文中的发汗动经，说的是发汗以后伤及经脉，症状就是"身为振振摇"，这个条文中的"经"说的就是"经脉"的"经"，但是这个条文谈的是一个病理，而不是说病在哪一条经，或者说是哪一条经络病。

第124条"太阳病六七日，表证仍在，脉微而沉，反不结胸，其人发狂者，以热在下焦，少腹当硬满，小便自利者，下血乃愈。所以然者，以太阳随经，瘀热在里故也，抵当汤主之。"这个条文的"经"指的是经络，但主要谈的是病理变化，即表热通过经络而入里，而不是通过足太阳膀胱经入其腑，从"小便自利"就知道这个病不在太阳膀胱，从"少腹当硬满"和"下血乃愈"说明瘀热是在肠道，而不是在太阳膀胱。

第160条所述"经脉动惕者，久而成痿"，"经脉动惕"和第67条的"动经"类似，都是强调经脉跳动，惕惕不安。但第67条谈的是病理，这一条谈的是一个症状，但都不是说病在哪一条经。以上4条的"经"，或谈病理，或谈药理，或提症状，都不是六经辨证的"经"解的根据。

《伤寒论》条文中最符合"六经辨证"的经有以下几条：

第103条的"太阳病，过经十余日"，第105条的"伤寒十三日，过经谵语者"，第217条的"汗出谵语者，以有燥屎在胃中，此为风也。须下者，过经乃可下之"，这三条的"过经"，指的是太阳病已罢。其余的五个病（阳明病、少阳病、太阴病、少阴病、厥阴病）《伤寒论》原文中没有记载过。我们从前面这些条文可以看出，"过经"只是"太阳病已罢"的一个专用术语，讲的是太阳病有六七天的病程，就是现在所说的感冒一个礼拜这样一个专用的术语，所以这些"经"不是"六经"。因此，这个"经"只能作为一个界限或者范围来解释。柯韵伯说过，"仲景之六经是经界之经，非经络之经"，大概就是这样一个意思，"过经"指的是太阳病的一个病程范畴、太阳病的一个时间，而不属于手足六经。

"六经辨证"的理论依据大部分是以上述条文作为依据的，从刚才的分析可以看出来，将上述这些条文作为"六经辨证"的依据是缺乏说服力的。

《伤寒论》第8条："太阳病，头痛至七日以上自愈者，以行其经尽故也。若欲作再经者，针足阳明，使经不传则愈。"第114条："太阳病，以火熏之，不得汗，其人必躁，到经不解，必清血，名为火邪。"第384条："伤寒，其脉微涩者，本是霍乱，今是伤寒。却四五日，至阴经上，转入阴当利，本呕下利者，不可治也。欲似大便，而反矢气，仍不利者，此属阳明也，便必硬，十三日愈，所以然者，经尽故也。下利后，当便硬，硬则能食者愈，今反不能食，到后经中，颇能食，复过一经能食，过之一日当愈。不愈者，不属阳明也。"以上3条，最符合"六经辨证"的"经"的含义，但是当我们仔细研究和理解这三个条文的时候，还是有很多困难。首先我们来看第8条，如果按照《素问·热论》所说的"七日巨阳病衰，头痛少愈……"，那么此条按"日传一经"之说，六日则传三阴三阳尽，故七日当愈。另一种解释说太阳经病外的其他经病，头痛是少见的，七日头痛愈，是指七日是太阳一经行尽，而不是六经传输之日。"行其经尽"就是行往太阳本经，实际上就是说太阳经行尽七天，而不是在说三阴三阳转一圈。关于这两种说法，孰是孰非姑且不论，但都没有经络的含义。这里的"经"，只是作为一种时间周期界限范畴的意义，所以第384条"到后经中"的"经"，也包含第二个周期的这个"经"。还有条文中的"过经""再经"，都是泛指，而不独指某条经络。从古至今的临床大家及我们个人的临床实践过

123

《伤寒论》讲论 第一章 《伤寒论》六经当为六病

程中都没有看到过这种情况——某个病日传一经，六天传了六经，然后第七天从太阳经再开始传变，这与临床事实是不相符的。

《伤寒论》第 4 条"脉若静者，为不传"，第 5 条"伤寒二三日，阳明、少阳证不见者，为不传也"，张仲景用条文明确否定日传一经的说法。因此我们今天再看《伤寒论》条文，就会发现太阳病病程周期大约为六七天，长者可迁延至十二三天。所以我们在辨证的时候，不能拘于日数，而疏于脉证。从日数来辨证，是不符合张仲景"观其脉证，知犯何逆"的原则的。

2. 辨太阳膀胱蓄水证与太阳膀胱蓄血证

我们从《伤寒论》原文找不到"六经辨证"理论的有力证据，相反从 398 条中找到了 137 个条文，都是在谈太阳病、阳明病、少阳病、太阴病、少阴病、厥阴病"六病"的。《伤寒论》每一篇的标题均是"辨某某病脉证并治"，而并没有说"辨某某经脉证并治"。我们的教科书就是主张六经辨证的，书中提到很多概念，如"经证""腑证""太阳经证""太阳腑证""太阳蓄水证""太阳蓄血证"，但这些概念不符合张仲景的原意。

（1）太阳膀胱蓄水证。

《伤寒论》第 71 条说："太阳病，发汗后，大汗出，胃中干，烦躁不得眠，欲得饮水者，稍稍与饮之，令胃气和则愈。若脉浮，小便不利，微热消渴者，五苓散主之。"从这个条文来看，发热、大汗伤津后出现口渴烦躁，本证病位在胃肠，病机是运化津液的功能失调，津液不能上承，水湿困脾。五苓散健脾气而行水湿，可以使脾胃运化功能恢复，水液代谢正常，使口渴、小便不利消除。这个条文说水蓄在膀胱，这与临床事实不符，实际上五苓散的蓄水在肠道而不是在膀胱。五苓散证应该与猪苓汤证进行区别。猪苓汤是一个清热利水的方子，主要治疗膀胱湿热、小便不利。五苓散是一个健脾利湿的方子，病位在胃肠道。在临床中用五苓散治疗寒湿困脾的便溏、少尿，也证明了五苓散作用的地方是在肠道、脾胃，而不是膀胱。

（2）太阳膀胱蓄血证。

《伤寒论》第 106 条说："太阳病不解，热结膀胱，其人如狂，血自下，下则愈。其外不解者，尚未可攻，当先解其外。外解已，但少腹急结者，乃可攻之，宜桃核承气汤。"这个条文中，治疗的是"血自下"，即我们认为的大便下血。从第 237 条"屎虽硬，大便反易，其色必黑者"的桃核承气汤也能看出来，这个血是蓄在肠道，而不是蓄在膀胱。这个很多医家也进行过论述，在这里我们就不详细地说了。第 125 条的抵当汤证的血也是蓄在肠道，而不是蓄在膀胱。再如第 124 条的"小便自利者，下血乃愈"，都说明了蓄血不在膀胱，和小便也没有关系。

那么第 106 条提到热结膀胱，怎么来解释呢？张仲景在《伤寒论》中所提到的这些脏腑，不是直接的脏腑，而是指脏腑在体表的投射区。比如第 215 条的"胃中必有燥屎五六枚"，这里的"胃"不是指胃这个脏器，这里的"胃"指的是心下大肠的部位。同样膀胱蓄血证的"膀胱"也不是指膀胱这个脏器，而是指"少腹急结"少腹这个部位，这和"胃家实""胃中有燥屎五六枚"的描述方式是一致的。从太阳膀胱腑证这些条文来看，它的病位不是在膀胱而是在肠道。因此将它称为太阳膀胱腑证是不符合《伤寒论》原文的，也不符合张仲景的精神。

3．辨《伤寒论》中与经络相关的其他内容

在《伤寒论》中，"经"和"病"是两个不同的概念。现行教科书是以经络来解释《伤寒论》，其中涉及一些经络的循行，以及用经络的循行来解释症状和症状之间的关系。有学者认为《伤寒论》的原《序》里就提到了经络、针灸。那么《伤寒论》原文里的针灸穴位及《序》里提到的经俞和经络与《伤寒论》条文之间有什么关系呢？

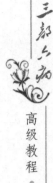

（1）《伤寒论》中存在的经络内容。

无论是生理功能、病理变化，还是诊断治疗，经络学都是中医非常重要的组成部分。但是《伤寒论》这本著作中，张仲景的整个三阴三阳是否是以经络来辨证的？方有执先生说："若以六经之经，断然直作经络之经看，则不尽道。惑误不可胜言，后世谬论，盖由乎此。"经络运行气血，联络脏腑，沟通表里上下内外，这个是肯定的，如《伤寒论》第124条"太阳随经，瘀热在里故也"，就是一个很好的证据，但是绝不能将这种病邪传变的途径和证候类型的划分混为一谈。经络辨证是《黄帝内经》的辨证体系，《伤寒论》汤方辨证体系来源于《汤液经法》和《神农本草经》，因此我们不能将经络辨证和《伤寒论》的汤方辨证这两个体系混淆。

（2）《伤寒论·序》里提到的"经络府俞、阴阳会通"。

《伤寒论·序》里记载："人禀五常，以有五脏，经络府俞，阴阳会通，玄冥幽微，变化难极，自非才高识妙，岂能探其理致哉？"这句条文就说明，人体组织之间是通过经络相互联系，这个变化奥妙无穷，张仲景勉励大家，要努力学习，才能成为一个学识高深的人，才能懂得其中的道理。但是这一段并不是单指经络府俞而言。即使是单指经络府俞的阴阳会通关系，也只能是讲生理病理关系，并没有提及其为辨证纲领和分证方法的意思。反倒是《伤寒论》原文各篇的题目都是"辨某某病脉证并治"，而不是"辨某某经脉证并治"，这是《伤寒论》以病辨证而非以经辨证的一个有力证据。六病的传变是错综复杂的，相传于哪种病，取决于正邪双方及治疗的正确与否。传变，不是一定要循着经络传于腑，或传于有表里关系的经络脏腑。如太阳病误治后就可以形成很多证，有葛根芩连汤证、桂枝人参汤证、大陷胸汤证、诸泻心汤证、栀子豉汤证、白虎加人参汤证、承气汤证等。

三、以经络释《伤寒论》的不合理性

1. 疾病传变与经络常识不吻合

临床中，我们不必追求具体的传变途径，因为这并不影响我们对证候的认识。比如第248条："太阳病三日，发汗不解，蒸蒸发热者，属胃也。"只要认清发热、汗出、不恶寒反恶热、蒸蒸发热，那就是阳明病，至于是通过哪几条途径传变的，追究的意义不大。

有人认为，病邪是由足太阳膀胱经传到了足阳明胃经，但是膀胱经与胃经之间并没有表里关系，那它们之间究竟是怎样传变的呢？如果按照经络流注顺序，则要经过肾经、心包经、三焦经、胆经、肝经、肺经、大肠经，然后才能传到胃，那么传变到中间这些经的时候，为什么没有表现出症状来呢？或者还有什么其他的途径，我们不得而知。既已推广为十二经，为何不是十二经辨证呢？如果按照这种理论，病邪难道不会传到奇经八脉吗？

2. 不能使用《黄帝内经》概念解释后世辨证体系

张仲景借用三阴、三阳的名称作为分证纲领，作为辨证论治的提纲，其概念已不同于《黄帝内经》中的六经。三阴三阳在《伤寒论》中论述的是辨证的证候，在《黄帝内经》中指的是经络。温病学派中叶天士使用卫、气、营、血这些名词作为辨证、分证的纲领，这里卫、气、营、血、卫分证、营分证、气分证、血分证的概念绝不能用《黄帝内经》中生理的卫、气、营、血的概念来解释。温病学派里的卫气营血辨证和《黄帝内经》里讲功能、讲物质的卫、气、营、血是完全不同的两个概念。拿经络来解释《伤寒论》，就好比拿《黄帝内经》中论物质、论功能的卫、气、营、血的概念来解释温病学派的卫气营血辨证一样。因此，我们必须要把这些名词区分开，要为它们正名。

3. 六经的生理性与六病的病理性

六经指六条经络，是生理的、线性的，外至体表内至脏腑，有

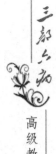

固定的循行路线，无病时经络就存在；患病时经络在其循行部位及络属脏腑表现出疾病。《伤寒论》中的六病是病理概念，是一种人为划分证候类型的方法。六病的症状是全身性的，不是按照经络和所络属的脏腑来发病的。对一个健康人而言，六病是不存在，但六经却是存在的。

经络的阴阳是用来说明人体组织、结构属性的，比如在外属阳，在内属阴，腑属阳，脏属阴，都是依据脏腑及经络循行人体的部位来划分的。而《伤寒论》六病含有阴阳、表里、寒热、虚实的含义，其阴阳属性是疾病的属性，是由病位、病性决定的。它不是指病的部位，不是"病在脏就属于阴病，病在腑就属于阳病"。

六经和六病，是本质不相同的两种概念。由此，我们有必要将《伤寒论》的"六经辨证"修正为"六病辨证"，即辨太阳病、辨阳明病、辨少阳病、辨太阴病、辨少阴病、辨厥阴病，恢复张仲景《伤寒论》中原来的名称。这样，我们在讨论《伤寒论》的时候，才能站在一个平台上。

四、《伤寒论》研究流派及研读方法

《伤寒论》自张仲景写成之后，经过王叔和的整理、宋代林亿等人的校正，经历了800余年的历史，有很多版本流传于世。伤寒学派从宋以后，到明清达到一个争鸣的高峰，一人一伤寒，形成不同的流派。《伤寒论》研究有两大流派，一个主张六经辨证，一个主张六病辨证。六病辨证提倡的是"观其脉证，知犯何逆，随证治之"，以脉证为主，有是证用是方，即胡希恕老先生和冯世纶先生所提到的方证对应。方证是辨证的尖端，这也是很多伤寒大家所推崇的。

今天的伤寒流派里有几家是相通的，一家是胡希恕老先生的胡派伤寒，提倡八纲辨证（实际上应该是九纲辨证：阴阳、表里、半表半里、寒热虚实）。另一家是刘绍武老先生提出的三部六病学说，即六病辨证。胡老长刘老几岁，两个流派的学术思想非常接近，能

走在一起也并非偶然。

刘绍武的三部六病学说实际上已经突破了《伤寒论》的范围。三部六病的书籍文章也不再是《伤寒论》的原意，而是刘老及其后人在《伤寒论》基础上的继承发展，形成了一个独立的、完整的知识体系。因此不能将三部六病等同于《伤寒论》，也不能用三部六病的观点来解读《伤寒论》，而要以仲景解仲景，以伤寒解伤寒，这是我们在学习、解释《伤寒论》时要遵从的一个原则。如果将个人观点或后人观点强加给《伤寒论》或者张仲景，那就不是张仲景的《伤寒论》了。同理，如果用《黄帝内经》来解读《伤寒论》也是一样，虽然《黄帝内经》与《伤寒论》有源流关系，但两者不属于一个体系。不能说人体存在经络，《伤寒论》的辩证体系就是经络辨证。

第二章 《伤寒论》三阴三阳的辨证程序

《伤寒论》是一部理法方药齐备的三阴三阳辨证论治体系。《伤寒论》各篇的题目是"辨某某病脉证并治",由此推断张仲景治病有其特定的辨证论治程序。

一、辨别伤寒与杂病

《素问·热病》说:"今夫热病者,皆伤寒之类也。"外感发热病就叫"伤寒病",因其与时间密切相关,古人又称其为"时病"。有一本书叫《时疫论》,就是讲外感热病是与时间密切相关的一类疾病。

用时间来命名、归类外感热病,是中医的一个重要特点。中医学认为四季、六节等节序都与时病发生的病因密切相关。比如伤寒、温病、中风、湿温、热病、风湿,都是以五运六气之风、寒、暑、湿、燥、火来命名疾病,《黄帝内经》《难经》《温病条辨》都是这样来命名传染病的。

张仲景否定了以六淫命名疾病的方法,代之以临床症状来命名。凡是以发热为主症的这一类外感热病统称"伤寒"。其他统称"杂病",杂病再重新命名,如霍乱、结胸、痢疾、阴阳易、咳嗽、上气等。清代医家钱潢说:"热注无热,悖于立言之旨矣。盖仲景以外邪之感,受本难知,发则可辨,因发知受,有阴经阳经之不同。"病人究竟感受的是何种病邪,实际不是由季节决定的,而是由病人的临床表现决定的。

张仲景《伤寒论》条文中记载的"伤寒二三日、伤寒四五日"等，就好比今天病例中的主诉，发热3天、发热5天。《伤寒论·伤寒例》记载："夫欲候四时正气为病，及时行疫气之法，皆当按斗历占之。"说明人与自然的和谐，其中一个重要的内容，就是要与时序同步、顺应时序。《黄帝内经》中记载的"化不可代，时不可违"，也是这个意思。

人体阴阳气血与日月星辰、四时、八正的变化有同步的效应。人体的生物钟是人与自然的长期作用、不断进化的结果，因此《素问·八正神明论》说："凡刺之法，必候日月星辰，四时八正之气，气定乃刺之，是因天时而调气血也。"

这就是张仲景看病的第一步，病人来了之后，先进行分诊。以发热为主要临床表现的一类外感热病叫伤寒，非发热的这部分疾病叫杂病。

二、辨病时

张仲景第二步分类命名的方法，就是用六病，即太阳病、少阳病、阳明病、太阴病、少阴病、厥阴病，用六病来分类这种外感热病。张仲景命名与时间密切相关的六病，不是按照风、寒、暑、湿、燥、火来命名，而是用日序来命名的。什么叫日序呢？伤寒（急性传染病）的发生转归，与病程密切相关，比如按照由表入里、由浅入深、由上而下、由阳而阴的太阳、少阳、阳明、太阴、少阴、厥阴的传变规律来进行。还有一种命名方法，用一天中的时辰来进行命名，即辰序，这也是张仲景的独创。辰序和时病的发生、显现、加重、痊愈密切相关，比如热入血分的发热，是夜间明显；阳明潮热，是下午为盛；风寒表证的发烧，是中午前后比较重。因此三阴三阳所指不同，它的内容也不相同。

1. 六时的概念

在探讨六病内涵之前，我们先来看一看六时的概念。因为《伤

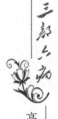
寒论》是按三阴三阳体例编排的，即辨太阳病、辨阳明病、辨少阳病、辨太阴病、辨少阴病、辨厥阴病的体例。那么六病究竟指的是什么？这在伤寒学派里面，大家对它的认识大相径庭。

古人将一天分为十二个时辰，一天之阳，始于平旦，终于黄昏；一天之阴，始于黄昏，终于平旦。因此平旦为寅时，日中为午时，黄昏为戌时，鸡鸣为丑时。

《素问·生气通天论》记载："阳气者，一日而主外。平旦人气生，日中而阳气降，日西而阳气已虚。"将一天之阳分为三，即平旦、日中、日西。《素问·金匮真言论》记载："平旦至日中，天之阳，阳中之阳也；日中至黄昏，天之阳，阳中之阴也；合夜至鸡鸣，天之阴，阴中之阴也；鸡鸣至平旦，天之阴，阴中之阳也。"其中平旦、日中、日西、黄昏、合夜、鸡鸣等称为天时。十二个时辰叫时标，即今天的时钟。时钟是标示时间的一种方法，时钟是不随时间、地域的变化而变化的。而天时就不同了，它是一个动态的时间概念。

古书《周髀算经》记载："日加酉之时，西游所极，日加卯之时，东游所极……冬至日出辰而入申……夏至日出寅而入戌。"意思是一年四季的昼夜长短是不一样的。春分和秋分之时，白天与黑夜等长，漏壶的指针在日落时正好指在西边的中点酉时的刻度上，在日出时正好指在东边的中点卯时的刻度上；到了冬至，指针指到辰时太阳才出来，指针刚到申时太阳就落山了；到了夏至，指针指到寅时太阳就出来了，指针指到戌时太阳才落山，因此《黄帝内经》说："临病之工宜需两审也。"季节不同，地点不同，六时所主的时段是有变化的，因此《伤寒论》中的六时是一个动态天时。从寅至辰上，在不同季节和地点，均是一个太阳升起的时间。

2. 六病时及六病欲解时的概念

我们理解清楚了"六时"的概念以后，还需要搞清楚另外一个概念——六病时和六病欲解。《伤寒论》里面没有明确提出"六病时"，却详细论述了"六病欲解时"：太阳病欲解时，从巳至未上；阳明病欲解时，从申至戌上；少阳病欲解时，从寅至辰上；太阴病欲解时，从亥至丑上；少阴病欲解时，从子至寅上；厥阴病欲解时，从丑至卯上。欲解时是一个双关语，第一指痊愈、解除的意思；第二指发病、显现、加重的意思。

张仲景在命名病的时候，是用六病来分的。第一个我们谈了六时的概念，即将一天分为六个时段：白天分为三个时段，即上午、中午、下午；晚上分为三个时段，前半夜、半夜、后半夜。刚才还讲了六时是一个动态的自然天时，是什么意思呢？就是说一年中不同的季节，白天和黑夜是不等长的，即夏至的时候，白天长晚上短；冬至的时候，白天短黑夜长，这样就造成六时是一个动态的自然天时。

尤在泾在《伤寒贯珠集》里说到"申酉戌时，日晡时也，阳明潮热，发于日晡，阳明病解，亦于日晡，则申酉戌为阳明之时，其病者，邪气于是发，其解者，正气于是复也"，所以六病是指在这六个时段发病、显现、加重及痊愈的这么一个伤寒病。比如太阳病的欲解时是从巳至未上，太阳病就是在这个时段发病、显现、加重的，同时也是这个时段痊愈的。我们看《伤寒论》第3条："太阳病，或已发热，或未发热，必恶寒、体痛、呕逆、脉阴阳俱紧者，名曰伤寒。"意思是说，无论从巳时发烧，还是从未时发烧，都伴随着恶寒而且体痛、呕逆、脉阴阳俱紧，这样的伤寒病就叫太阳病伤寒证。这里面需要纠正"已"这个字，应该改为"巳"字，"已"是"巳"的一个讹字。

关于六病欲解时，历来医家争议非常大，认为它与临床实际不符。《伤寒论》编排体例是按六病分篇，每一篇都是讲"辨某某病脉证并治"，每一篇的条首都冠有"某某之为病"。从上面我们分析的条文来看，阳明病是在日晡时发潮热，它的欲解时间也在日晡时，即申酉时。这样，阳明病的发病时和欲解时是一个时间。太阳病伤寒证的发病时间是"或已发热，或未发热"，那么太阳病欲解时也是从巳至未上，因此整个六病发病时间和六病欲解时间是一致的，为同一个时段。

那么，太阳之为病，脉浮，头项强痛而恶寒；阳明之为病，胃家实是也……就是"某某之为病"有六条提纲。同时在《伤寒论》中，与六条提纲并列的还有六条"六病欲解时"条文，如太阳病欲解时从巳至未上；阳明病欲解时从申至戌上……因此我们有必要研究清楚六病时和六病欲解时之间的关系。姚廷周的《新伤寒论校注》就提到"欲解时"并不在本时区，而是在另一个时区，即"六病时"和"六病欲解时"是两个疾病阶段，这种观点在临床上不能兑现。比如，太阳病欲解时在从巳至未上，太阳病的发病时在从巳至未上的前一个时区，临床上这种现象我们是看不到的。

我的师兄臧东来，他写过一篇文章，文中提出《伤寒论》的六病时和六病欲解时是一个时辰。他的观点是，太阳病欲解时这个"解"字，是弄清楚、弄明白的意思，即太阳病这个时间段，我们要搞清楚，弄明白。虽然理论上可以讲通，但和其他条文就有不太相通的地方。

因此我个人认为，"六病时"和"六病欲解时"，是一个时间的两个方面。比如，在这个时间段病情加重，用药后病情也是在这个时间段缓解、痊愈的，这样六病是在不同日期的同一个时间段加重或痊愈的，因此六病时和六病欲解时，在临床上就能够完全兑现。

那我们将"六病时"和"六病欲解时"提出来，它的意义在哪呢？六病是一个时间概念。"六病时""六病欲解时"指的都是自然天时，如日出、日落，都是基于自然天时，而不是固定的时钟。因此《伤寒论》给出了一个时间段，如"太阳病欲解时，从巳至未上"，在一年四季中，太阳病的发病时段是不同的，一个"上"字突出了其内涵。

《伤寒论》第3条："太阳病，或已发热，或未发热，必恶寒，体痛，呕逆，脉阴阳俱紧者，名为伤寒。"第13条："太阳病，头痛发热，汗出恶风者，名为中风。"条文首都冠以太阳病，它是什么意思呢？就是说，不管是中风、伤寒，还是温病，只要冠上"太阳病"这三个字，就表示伤寒发热病的发病时间就是在太阳这个时段，我们就叫太阳病。

六病就是一个时间概念，理解了这一点以后，再去解读《伤寒论》条文，很多疑问就可以解决了。张仲景以六病分类，命名外感热病，六病就是一个时间概念。比如，太阳病篇中，将桂枝汤证、麻黄汤证、小柴胡汤证、抵当汤证等，都称为太阳病。少阴篇中，也有大承气汤的少阴病三急下证。厥阴篇、阳明篇、少阴篇中都有吴茱萸汤证，张仲景分别给予了不同的命名，吴茱萸汤证可以称为厥阴病，可以称为少阴病，也可以称为阳明病。同样，麻黄汤证在阳明篇中，张仲景也可以把它叫做阳明病。

张仲景用时间来分类，在太阳这个时间段发病就叫太阳病，在阳明这个时段发病就叫阳明病，在少阳这个时段发病就叫少阳病，在少阴这个时段发病就叫少阴病，即六病的时间和六病欲解时的时间是一个时间。

这就是张仲景接诊病人的一个思路：来了一个病人，第一步先分伤寒、杂病；第二步，辨伤寒属于六病中的哪一病，即伤寒在哪一个时段发病。如急诊病历中记录的几点几分发病、发病几个小时了。

三、辨病位——辨三部六位

1. 辨三部

《伤寒论》辨六证的时候，首先要辨的就是病位。我们通过《伤寒论》398 个条文、130 多个脉证的分析，发现具有明显特征性证的就有 50 多个。我们来看看涉及的部位，例如条文里的症状有头痛、头项强痛、身痛腰痛、骨节疼痛、四肢疼痛、四肢厥冷、心下痞、腹中痛、胃中干燥、胃中虚冷、心下烦、心下硬、少腹痛、少腹结节等，这些症状都带有明显的部位。类似这样的条文非常多，这里我就不一条条地说了。

我们大概统计了一下，有50多个带有病位症状的条文，最后张仲景要给这些症状一个概括性的病位。表、里、内、外、上焦、中焦、下焦都可以概括这些症状，但是这些表、里、内、外、上焦、中焦、下焦还不是最高度的概括。张仲景最后给出一个更高度的概括，就是表、里、半在里半在外。《黄帝内经》中的定位只有表、里，但是《伤寒论》中除了表、里以外，还增加了半在里半在外，如《伤寒论》第148条："伤寒五六日，头汗出，微恶寒，手足冷，心下满，口不欲食，大便硬，脉细者，此为阳微结，必有表，复有里也。脉沉，亦在里也，汗出为阳微，假令纯阴结，不得复有外证，悉入在里，此为半在里半在外也。"三部定位是对《黄帝内经》的补充和发展，这也是张仲景独具特色的三部定位。

张仲景根据疾病发生的不同部位，"观其脉证，知犯何逆"后，他根据不同的部位，将其命名为表证、里证、表里证。《伤寒论》中提到"表证"的条文有三条，第46条、61条、124条；提到"表"的条文就有十八条；提到"里实""内实"的条文有六条；提到"表里证"的条文有三条。表证、里证、表里证，这三个概念是张仲景对病位的最后归纳总结。

发生在表部的症候群叫表证，发生在里部的症候群叫里证，不在里不在表的这一类症候群叫表里证。《伤寒论》中有关"表里证"的条文只有三条，其中第252条、257条讲的是"无表里证"则用大承气汤。大承气汤证为"无表里证"，无表证还能说得通，无里证就不好理解。大承气汤证本身就是里证，因此这里的"无表里证"就合并成一个独立的词组。"表里证"是一个独立的概念，是不同于表证也不同于里证的一个单独的证，翻译过来就是半表半里证。

《伤寒论》第74条："中风发热，六七日不解而烦，有表里证，渴欲饮水，水入则吐，名曰水逆，五苓散主之。"这条的"有表里证"怎么解释呢？并不是既有表证又有里证，而指的是有半表半里证。当表里连在一起的时候，就构成一个独立的词组，就像成无己在《伤寒明理论》中说的，小柴胡汤为和解表里之剂，也在半表半里。小柴胡汤为和解表里之剂，不是说既解表又解里，是解"半表半里"的，因此表里两字合在一起，是一个独立词组，不能将其分开。

张仲景看病，第一步是先辨伤寒与杂病。第二步在伤寒的基础上分六病，以六时归类、命名六病。第三步就是辨病位，看发病部位在表、在里，还是在半表半里。在表的叫表证，在里的叫里证，在半表半里的叫表里证。

2. 辨六位

张仲景辨三部之后，三部只是一个大概的定位。在传统文化中有个概念——部位。部和位是不同的，部就是空间结构，没有方向性，而位就具有方向。

《伤寒论》三阴三阳单独出现，后面不跟"病"字的时候，比如太阳受之、太阳中风、太阳初得病时、太阳随经、阳明内结、转属阳明、属阳明、阳明居中主土、转在太阴、太阴中风、太阴为病、属太阴、少阴寒、厥阴中风等，这时的三阴三阳，就不是六病的概念，而是六位的概念，我给它取名叫"三部六位"。

三部六位就需要归属了，六位归于三部表、里、半表半里的哪一个位。《素问·阴阳离合论》记载，"太阴为开，厥阴为合，少阴为枢"，我们从三阴三阳离合的关系，来看六位和三部的关系。张景岳认为："太阴为开，居阴中之表，厥阴为合，居阴中之里，少阴为枢，居阴中之中也。"开则主出，合则主入，枢则主出入，我们可以从这里找出三阴三阳六位和三部的关系——太阳是三阳中主表的，厥阴是三阴中主表的。也就是说在一个立体空间里，表部是一个部，表阳位是太阳，表阴位是厥阴；里部的空间里，里阳位是阳明，里阴位是太阴；半表半里部这个空间里，阳位是少阳，阴位是少阴。

这个立体空间在《黄帝内经》里叫做三极六合。三极六合是一个立体空间，假如将上下空间比作表，上是太阳，下是厥阴，都是在这个空间；若将前后空间比作半表半里，前面属于少阳，后面属于少阴；如果将左右空间比作里，左属阳明，右属太阴。这样三极六位中，三部没有方向，没有属性，但六位就具有方向和属性了。

一个部有两个不同的位，表阳是太阳位，表阴是厥阴位；里阳是阳明位，里阴是太阴位；半表半里阳是少阳位，半表半里阴是少阴位。这样我们就知道，张仲景在定位的时候，首先要辨三部：表、里、半表半里，表证、里证、半表半里证；其次辨六位，即在表部是属于太阳位还是厥阴位，在里部是属于阳明位还是太阴位，在半表半里部是属于少阳位还是少阴位，这样就构成了病位的三阴三阳的划分。

《伤寒论》第一步先辨是伤寒还是杂病。第二步是辨六病，如伤寒发病的时间在太阳时间就叫太阳病。第三步是辨病位，即六病在这个时间段发生的病位，是在表、在里，还是在半表半里？这个伤寒病属于表证、里证，还是半表半里证？如果是表证，那是在太阳位还是厥阴位？

《伤寒论》辨证第四步是辨六证，即辨病性。辨清病位以后，张仲景接下来就要辨寒、热、虚、实了，就是根据具体的症状和症候群，来分析病机。通过营卫气血、痰水血实、脏腑功能病理改变来分析是属寒还是属热，属虚还是属实。这一块大家都熟悉了，就是"观其脉证，知犯何逆，随证治之"了。那么辨寒热虚实，《伤寒论》又起了一个名字，叫六证，六证的概念和六病的概念是不同的。《伤寒论》中"伤寒二三日，阳明少阳证不见者，为不传也"，这里面明确提出阳明证、少阳证，其他条文还有太阳证。也就是说《伤寒论》三阴三阳后面跟"病"字的时候，是六病的概念，后面跟"证"字的时候，是六证的概念。六病是时间概念，六证是属性概念，有寒热虚实的含义在里面。

《伤寒论》的六证，就是六个提纲证，比如"太阳之为病，脉浮，头项强痛而恶寒"，就叫太阳证。那么太阳证就有寒热虚实、部位、病性在里面了，因此六证就是我们辨证的归结点、终点。

因此通过前面第一步、第二步、第三步，我们就需要理解三个概念。第一个是六病的概念，即太阳病、阳明病、少阳病、太阴病、少阴病、厥阴病，前面说过六病是一个与时间相关的病时概念，病时和六病欲解时是一致的；第二个是六位的概念，辨清楚发病时间以后，定病位，先辨三部，即定表、里、半表半里，再定六位，即太阳位、厥阴位、少阳位、少阴位、阳明位、太阴位；第三个是六证的概念，即太阳证、少阳证、阳明证、太阴证、少阴证、厥阴证，六证，包含了病位和病性的含义，是寒热虚实辨证的结果。

139

四、辨方证

张仲景辨了伤寒、六病、六证以后，最后就是辨方证。张仲景在辨方证之前，要先辨出方证的类证。类证的概念，后世伤寒学派称之为类方，如桂枝汤类方、麻黄汤类方、柴胡汤类方。

关于类方，张仲景借用了什么概念呢？他借用了伤寒、中风、风温、湿温这一类的概念，逐一类证。比如，"太阳病，或已发热，或未发热，必恶寒，体痛，呕逆，脉阴阳俱紧者，名为伤寒"，只要具有发热、恶寒、头疼、身疼、无汗、脉浮紧这一类共同的脉证（即类证），就叫太阳伤寒，就使用麻黄汤类方。比如，太阳病中风，只要出现如发热、恶风、汗出、脉缓这一类的脉证（即类证），就叫太阳中风，就使用桂枝汤类方。再如，发热而渴、不恶寒反恶热这一类的脉证，就属于太阳温病的类证。至于具体用哪个方证，下面还要仔细来辨。

张仲景在辨方证的时候，首先辨类证，辨完类证后，再辨具体的方证。辨方证的时候，就涉及了一个一个的方，如麻黄汤证、承气汤证、桂枝汤证、柴胡汤证、大青龙汤证。每一个方证都有具体的脉证，这个就需要根据症状进行详细辨证了。如"汗出而喘，无大热"与"恶寒而喘，发热恶寒"经过仔细辨证后，前者是太阳温病的麻杏甘石汤证，后者是太阳伤寒的麻黄汤证；"汗出而喘，无大热，不恶寒反恶热"与"汗出而喘，发热恶风"经过鉴别后，前者是太阳温病的麻杏甘石汤证，后者是太阳中风的桂枝加厚朴杏子汤证；"发热恶风，汗出口渴，不恶寒反恶热，脉洪大"与"发热汗出，恶风，脉缓"经过鉴别后，前者是太阳病风温的白虎加人参汤证，后者是太阳中风的桂枝汤证。这些例子，就是具体到了某一方某一证的方证辨证。

上面呢，是通过《伤寒论》的一些条文，在《伤寒论》范围内来看看张仲景辨证论治的程序。通过张仲景辨证论治的程序，来看看他对三阴三阳是如何来命名的，他的这种思维模式和辨证论治程序对理解三阴三阳有非常大的帮助。

《伤寒论》的三阴三阳，其本质究竟是什么？争论已经近千年，许多观点都是后人牵强附会、指鹿为马、张冠李戴的。实际上他的内容十分朴实，三阴三阳就是一个时间、空间的属性。时间，就是后面要跟"病"字。从六病发病时和六病欲解时在同一个时间段，也说明六病指的是时间。六位，就是三阴三阳后面不跟"病"字，也不跟"证"字，它讲的是空间，就是在三部里面的六个方位。六证，讲的是阴阳、表里、寒热、虚实，就是辨病性的。归根到底，三阴三阳是一个时间和空间的辨证。

我们通过三阴三阳来分析它的症候群，看是哪个时间发病，定位在哪儿，属于寒热虚实哪个属性，这就是张仲景三阴三阳辨证论治的一些基本内容和概念。在我们理解了这些基本概念以后，就有利于我们学习和继承张仲景《伤寒论》的宝贵临床经验。

上面我提出来的这些概念，很多人都会觉得比较陌生，因为可能不是一些大众的概念。但是通过对《伤寒论》三阴三阳的解读，分成六病、六位、六证这几个基本概念以后，我们就能看出张仲景辨证的大概过程，即辨病时、辨病位、辨病性，这些都为下一步辨方证奠定了基础。

所以，我们分清了《伤寒论》三阴三阳中辨病时、辨病位、辨病性这三个层次以后，就更好理解《伤寒论》的条文了。掌握这些概念以后，大家就可以进一步分析、探讨《伤寒论》原文了。

《伤寒论》讲论 第二章 《伤寒论》三阴三阳的辨证程序

第三章 《伤寒论》三阴三阳渊源探究

三阴三阳是一个古老而敏感的话题，涉及了中医的两大经典著作《黄帝内经》和《伤寒论》。《黄帝内经》奠定了经络辨证论治的理论框架，这个体系是"岐黄学派"，我称它为"非药物治疗体系"。《伤寒论》奠定了汤方辨证论治的理法方药体系，这个体系是"神农学派"，我称它为"药物治疗体系"。

三阴三阳是这两部奠基之作的根基，关乎整个中医理论的基本框架，具有牵一发而动全身的作用。《黄帝内经》的三阴三阳经络体系，至今仍然有效地指导着中医针灸临床；而汤方辨证的三阴三阳，因为历史的原因，其内涵、外延、辨证方法几经被误读，甚至歪曲。三阴三阳概念的正本清源，是当前经方学派亟待解决的问题。

一、三阴三阳的历史渊源

过去我写过一篇文章——《古天文历法是中医基础理论的思辨框架》，对阴阳学说的渊源做过一些介绍。这篇文章对于理解我们今天讨论的内容可能有所帮助，大家有机会可以作为参考。

三阴三阳是阴阳学说的重要内容之一，它是伴随着阴阳学说的形成和发展而逐渐完善的。阴阳学说起源于古天文历法，古人对时间最早的认识是昼、夜，最好的标识物是太阳、月亮，最明显的自然现象就是白天和黑夜，所以老子就说："一黑一白为天下式。"昼夜的交替，形成了阴阳的更迭、消长、转化，所以姚廷周认为：最初的阴阳仅仅是白天和黑夜的代表，是将一天分为一阴一阳两个部分。

四象是对昼夜二分法的产物，将昼一分为二为上午、下午；将夜一分为二为前半夜、后半夜。这就是太阳、少阳、太阴、少阴产生的基础。六时是对昼、夜三分法的产物，将昼一分为三，就形成上午、中午、下午；将夜一分为三，就形成前半夜、半夜、后半夜，这是三阴三阳产生的基础。

阴阳学说，完成于《周易》，所以易经是我们学习阴阳学说的最基本的典籍。阴阳的概念，从昼夜、黑白的这种时间概念中分离出来，上升为哲学概念以后，它的内涵就扩展为一个哲学的范畴，成为一种无所不包、普遍适用的"道"，所以《周易》中记载"一阴一阳之谓道"。

阴阳是事物的两种属性，是对立统一的法则。《周易》中记载的"易者，阴阳也"就是一分为二；《类经》中记载了"阴阳者，一分为二也"。但是我们忽略了《周易》中记载的另一个"道"，即"一分为三"，或者说我们后人给丢失了。

《易传》是中国哲学的集大成者，它讲述了物质世界除阴阳之道外，还普遍存在的另一种规律，即时间和空间的规律，叫"时空之道"，《周易》中将之称为"三极之道"或"三才之道"，即天、地、人三才。古人在对时间过程和空间结构的认识上，发现它们遵循着一分为三的规律。任何事物，在时间上都存在着开始、中间和末了，即过去、现在和将来；在空间上都存在着上下、左右、前后这种三维空间结构。一分为二和一分为三，不是同一个哲学范畴的概念。有人认为，一分为三是对一分为二"阴阳学说"的补充和完善，是矛盾的统一，是阴阳的平衡，是物质存在的第三态，这种将一分为三纳入"阴阳学说"的观点是错误的。

一分为三，《周易》称之为"三极之道"，是对时间和空间的划分；一分为二，《周易》称之为"一阴一阳之谓道"，是一个属性

论。所以一分为二和一分为三这两个"道"不能混淆，一分为二是"一阴一阳之谓道"，一分为三是"三才之道"。

三阴三阳，是一分为二的"一阴一阳之谓道"和一分为三的"三才之道"的有机结合，是"兼三才而两之"的结果，是中医的时、位、性三位一体的完美统一。我将一分为二与一分为三这两个哲学命题区分开，因为这两者讨论的不是一个范畴：一分为三是研究宇宙的生成论，即事物的空间结构和时间程序，也就是《道德经》里记载的"道生一，一生二，二生三，三生万物"；一分为二是研究事物的属性论，是阴阳的对立统一，是《道德经》里所说的"万物负阴而抱阳，冲气以为和"的概括。既不能将"阴阳学说"中的阴阳统一，作为阴阳一分为三的立论依据；也不能将事物的空间结构和时间过程用一分为二的观点进行分割。

三阴三阳是中医的时位观和属性论，是《周易》中"六爻之动、三极之道"在中医领域的继承和发展。《易传·系辞》记载："变化者，进退之象也；刚柔者，昼夜之象也；六爻者，三极之道也。"《周易》中的"三极六爻"就是三阴三阳，三阴三阳就是中医对《周易》的应用和发展。

中医将"一分为三"引入医学领域后，主要应用于人体结构和部位的划分，《黄帝内经》中就记载了不同的划分方法，具体如下：

（1）上、中、下三部的划分。

如《素问·三部九候论》记载："何为三部？有下部，有中部，有上部。"古人将人体的头、胸、腹称为上、中、下三部。按解剖学的观点来命名当称作"三腔"，即腹腔、胸腔、颅腔。《灵枢·百病始生篇》从病邪入侵的途径，阐述了三部的病位，如"三部之气，所伤异类"。

（2）三焦的划分。

《灵枢·营卫生会》记载："愿闻三焦之所出，上焦为雾，中焦如沤，下焦如渎，此之谓也。"古人将营卫循行于整体的头胸、上腹、下腹的不同功能，称为上焦、中焦、下焦。《素问·至真要大论》提出"气游三焦"的观点，明确了中、下二焦的分界限，"半，所谓天枢也"。

（3）表、里、枢三部的划分。

《素问·阴阳离合论》记载："太阳为开，阳明为合，少阳为枢。太阴为开，厥阴为合，少阴为枢。"《素问·阴阳类论》也记载："三阳为表，二阳为里，一阳游部。"其三阳为太阳，二阳为阳明，一阳为少阳。游部即枢部，介于表里之间。张仲景将介于表里之间的枢部称为"半在里半在外"，后世医家称为"半表半里"，《灵枢·寿夭刚柔》将枢部称为"不表不里"。

三阴三阳的命名是非常复杂的。从文献记载来看，三阴三阳的概念最早见于医学帛书里面，而且也仅用于医学。所以很多医家就认为，三阴三阳就是太阳、阳明、少阳、太阴、少阴、厥阴六个符号。现存的文献中，《易传》只有阴阳二分法的逻辑形式，没有三阴三阳的内容。最早记载三阴三阳内容的著作是《黄帝内经》和《史记》，后世关于三阴三阳的记载，也仅见于在古医学上的运用。古代医家很早就发现了这种奇特的现象，如日本的丹波元简也说："太少阴阳，原是四时之称……以阳明厥阴合成三阴三阳者，乃医家之言也。"

现在一提到三阴三阳，大家就认为是太阳、阳明、少阳、太阴、少阴、厥阴。关于三阴三阳的命名，除了今天我们所熟知的，《黄帝内经》中还有一套命名的方法，即一阴一阳、二阴二阳、三阴三阳，这一名称比我们所熟知的应该还要早，应该是最原始的三阴三阳的命名了。那么这种命名方法，应该应用于天文历法之中，即将一年分为六个阶段。《黄帝内经》中还记载了三阴三阳的过渡名称，即阳中之阳，阴中之阴，阳中之阴，阴中之阳，或者是巨阳、巨阴这些名词，它是四时阴阳向三阴三阳的过渡、交融，名称都非常不规范，由此也产生出许多歧义。

二、三阴三阳的含义及其功用

下面和大家谈谈三阴三阳的含义及功用。三阴三阳，在《黄帝内经》里的含义非常多。三阴三阳针对不同领域所标识的对象不同，所以三阴三阳的功能也不尽相同，含义也千差万别。但就整体而言，它主要有这么几种含义和功用。

1. 用于说明时间的节律

如果大家对《黄帝内经》感兴趣，可以参考一下王玉川先生对三阴三阳的研究，他发现《黄帝内经》中有 29 种三阴三阳的类型，如标识日周期、旬周期、月周期，六年或者十二年周期。它还讨论了三阴三阳对时间的不同的标识。以前最常用的时间的标识，如一昼一夜代表一天、一寒一暑代表一年。用三阴三阳标识后，一天有六时，即上午、中午、下午、前半夜、子夜、后半夜；一年有六节，如《黄帝内经·六节脏象论》记载："太阳、阳明、少阳、太阴、少阴、厥阴。"

2. 用于说明空间层次

《素问·生气通天论》记载的"天地之间，六合之内，其气三"就是将天、地、人这样的立体空间一分为三，即上下、左右、前后。《伤寒论》中，依据三阴三阳，将人体划分为表、里、半表半里三部。三部再做划分，表部为太阳、厥阴，里部为阳明、太阴，半表半里部为少阳、少阴，这样将三部划分为六位，这是三阴三阳对于空间的划分。

3. 用于说明气之多少

大家在讨论三阴三阳的时候，最喜欢引用《素问·至真要大论》中的记载："愿闻阴阳之三也，何谓？岐伯曰：气有多少，异用也。"《素问·天元纪大论》中也记载："阴阳之气各有多少？故曰三阴三阳也。"这些文献都用三阴三阳来表示阴阳之气的大小、盛衰、多少，这是五运六气学说的思想。

4. 用于经脉的命名

《伤寒论》里提到的三阴三阳，后世医家都称为六经辨证。《素问·经脉》将循行于上肢和下肢的六经，分别用三阴三阳来命名，这是中医学和三阴三阳理论最重要的、最基本的联系。许多三阴三阳的理论也是由此衍生出来，形成了新的理论。中医的三阴三阳理论，起始于天文历法，但在中医里，最重要的内容就是经络学说。后世医家由六经扩充为十二经，用于脏腑、表里相联系，来说明人体的生理、病理、诊断、治疗，是中医整体观的一个基础。

5. 用于事物的分类

比如，对疾病证候的归类，《素问·热论》是对外感热病的一个分类方法；《素问·刺疟论》是对疟疾的三阴三阳的一个分类方法；《素问·厥论》是对厥证的一个分类方法；《素问·刺腰痛》是对腰痛的一个分类方法，这些都是对症候群的一个三阴三阳的分类。再如，对脉象诊断的分类，《素问·六节脏象论》记载了寸口、人迎脉的脉诊法，使用了一盛、二盛、三盛，用三阴三阳进行分类，《素问·腹中论》中也有类似论述。如对人体体质类型的分类，《灵枢·阴阳二十五人》篇就是对人体质特征进行分类的一种方法。

在《黄帝内经》中，三阴三阳被用于不同的标识，如对时间的标识、对空间的标识、对五运六气之气多少的标识、对经脉的命名、用于事物的一个分类。我们有了这样初步的认识后，就不会产生误解，一提到三阴三阳，好像就是指六经，就是指六条经脉。三阴三阳在《黄帝内经》里所标识的内容不同，其所指也是千差万别的。

三、三阴三阳的相互关系

1. 底面关系

今天一提到三阴三阳，大家认为就是脏腑、经络、表里关系，如太阳膀胱与少阴肾相表里，少阳胆与厥阴肝相表里，阳明胃与太阴脾相表里等这种三阴三阳的表里关系，这种关系是经络和脏腑的

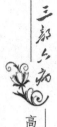

GAO JI JIAO CHENG

148

三阴三阳的"表里关系"。陈治恒教授将三阴三阳的"表里关系"称为三阴三阳的"底面"关系。比如，上肢内侧是三阴经，外侧是三阳经，三阴经和三阳经相对应的表里关系，就是"底面"关系。那么脏腑、经络之间广泛的生理、病理依存关系就是构成中医经络学说的一个非常重要的内容。

2. 对立依存关系

《黄帝内经》中，三阴三阳还有另外一种关系——对立依存关系，即一分为二、矛盾的对立统一。这种对立依存的关系是一种哲学关系，也是一种时间关系。《素问·阴阳离合论》记载："太阳为开，阳明为合，少阳为枢，太阴为开，厥阴为合，少阴为枢。"这里的"开"是开始的意思，"合"是结束的意思，"枢"是中间的过渡。太阳为开，厥阴为合，太阳和厥阴居于表部，一阴一阳、一开一合，对立依存。在里部，阳明为合，太阴为开，一阴一阳，一开一合，对立依存。半表半里，少阴少阳为枢，一阴一阳，对立依存。这种关系是三阴三阳在时间、空间和属性上的对立统一的关系。

3. 司天在泉关系

《黄帝内经》中，三阴三阳还有一个非常重要的关系——司天在泉的关系。将三阴三阳以气之多少来划分：一阳少阳、二阳阳明、三阳太阳、一阴厥阴、二阴少阴、三阴太阴，以此来说明三阴三阳的数量关系。它们之间的对应关系是太阳对太阴、阳明对少阴、少阳对厥阴。我们将这种关系运用于运气学说，就构成了运气学说中"司天在泉"的关系。"司天在泉"的关系和六经的表里关系不同，前者提到的一、二、三，指的是数量的大小关系。"司天在泉"中，"太"是巨、大的意思；在三阴三阳的"开合枢"中，"太"是开始的意思。

三阴三阳作为阴阳学说的重要内容之一，为中医所特有，也是中医对阴阳学说的一个巨大贡献。三阴三阳学说，对早期经络学说的形成起到了不可替代的作用；而后对于汤方辨证体系的建立，也产生了重要的影响。由于后世五行学说的兴起和脏象学说的建立，三阴三阳逐渐被冷落。更为严重的是后人将指导汤方用药的"三阴三阳六病"张冠李戴、指鹿为马，与指导经络辨证的"三阴三阳六经"混为一谈，从根本上动摇了三阴三阳对汤方辨证的指导意义和临床价值，逐渐沦为文献，束之高阁，言而不用。时至今日，有必要还原三阴三阳的本来面目，使中医这种独有的学术思想在新的时代重现生机，带领中医走出困境，再现《黄帝内经》《伤寒论》之三阴三阳兴盛时代，不仅具有历史意义，更有重大的现实意义。

四、少阳证的相关问题

在《伤寒论》中，半表半里概念不太明确，它只提出一个表里证，即半在里半在外。成无己在注解《伤寒论》时，首先提出了"半表半里"的概念，他说邪在少阳为半表半里。传统的观点认为小柴胡汤证就是少阳证，少阳证就是半表半里证，即将少阳证等同于半表半里证，将半表半里证等同于小柴胡汤证。这个观点与少阳证属热属实的性质不相符，因此需要我们对少阳病重新划分归类。

五、厥阴证的相关问题

多数医家认为，《伤寒论》第 326 条不能成为厥阴病的提纲。厥阴病的本质应该是寒厥，热厥只是作为厥阴病的鉴别诊断而论的。而更多的医家在注解《伤寒论》的时候，将厥阴病乌梅丸证作为厥阴病的提纲，说厥阴病是寒热错杂证。

胡希恕先生在给厥阴病下定义的时候，他认为厥阴病是个阴病，是半表半里的虚寒证。但是乌梅丸证、柴胡桂枝干姜汤证等都是寒热错杂证，而不是虚寒证。所以刘绍武老先生将第 337 条作为厥阴病的提纲，将厥阴划归在表部。这样表部就有一阴一阳，阳是太阳，阴是厥阴，同时这也是与胡老先生对三阴三阳配对关系的不同之处。

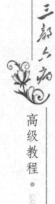

六、小结

第一，讨论了三阴三阳的历史渊源，讨论了阴阳学说的起源与天文历法。阴阳学说完成于《周易》，阴阳之道外还有一个道，即三才之道，一分为三和一分为二是两个哲学范畴，讨论的不是一个问题，不能把两个哲学范畴的概念混淆。

第二，"一分为三"对人体结构和部位的划分，有上、中、下三个部的划分；有上、中、下三焦的划分；还有表、里、枢三部的划分。

第三，讨论了三阴三阳的命名。在《黄帝内经》中，三阴三阳有不同的命名方法，六经命名只是其中的一种，还有一种重要的命名方法——五运六气的命名方法，即司天在泉的关系，一阳、二阳、三阳、一阴、二阴、三阴。

第四，讨论了三阴三阳的含义及它的功用。这里面谈到几个问题：时间与空间、五运六气气之多少和三阴三阳气的多少、三阴三阳对事物的分类及三阴三阳在脉诊上的分类。不同的分类方法，代表了三阴三阳在《黄帝内经》中的不同指代。

第五，简单地谈了一下三阴三阳之间的相互关系。有三种关系：一种是"底面"关系，即表里关系；一种是司天在泉的关系，即五运六气之间的关系，一阳、二阳、三阳、一阴、二阴、三阴；还有一种是阴阳的相互对立统一，是《阴阳离合论》中表、里、枢的时间、空间、属性的关系。

三阴三阳是既古老又敏感的，因此一般人不愿意来讨论这个问题，因为它涉及中医的两大经典著作——《黄帝内经》与《伤寒论》。谈论哪一个都会涉及中医的根基，但是我们面对中医这样一个现状，还是不得不来探讨它。

第四章 《伤寒论》辨证论治的两个切入点和一个落脚点

大家都知道《伤寒论》是辨证论治的鼻祖，它创立了三阴三阳辨证论治的理法方药体系，很多人张口而来，就是"观其脉证，知犯何逆，随证治之"。张仲景是怎样的观法，是如何辨的呢？

造成我们对《伤寒论》"横看成岭侧成峰"的不同认识，"只缘身在'成见'中"，先入为主，受后世医家影响很大。不同的辨证方法，不同的辨证体系，它的切入点是不同的。造成切入点不同的原因，是因为最后的落脚点不同。

一、《伤寒论》辨证论治的第一个切入点——六时

"太阳病，发热，汗出，恶风，脉缓者，名为中风""太阳病，或已发热，或未发热，必恶寒，体痛，呕逆，脉阴阳俱紧者，名为伤寒""太阳病，发热而渴，不恶寒反恶热者为温病。若发汗已，身灼热者名曰风温"，以上这些条文，前面都冠以"太阳病"。

"太阳病欲解时，从巳至未上"。在前面交流的过程中，我已经对一些基本概念做了分析，在这里就不再重复了。以上不管是伤寒、中风、温病、风温，它们都有个共同特点——句首都冠以"太阳病"。意思是"太阳病"是个时间概念，即在"从巳至未上"，这个时段发病的病就叫太阳病。

在《伤寒论》中，最典型的太阳病，就是太阳中风桂枝汤证。

桂枝汤又称为阳旦汤，就是用于治疗中午前后发生的病，所以"太阳病，头痛发热，汗出恶风者，桂枝汤主之"。在辨太阳病脉证并治上、中、下三篇里，出现了麻黄汤、桂枝汤、葛根汤、青龙汤、柴胡汤等，前面都冠有"太阳病"，它们的共同点就是张仲景将六时作为了一个切入点。

在太阳病的三篇中，有一个很重要的概念——合病的概念。张仲景为什么要使用合病的概念，是要解决六时里面的什么问题呢？

《伤寒论》中"太阳与阳明合病者，必自下利，葛根汤主之""太阳与阳明合病，不下利，但呕者，葛根加半夏汤主之""太阳与阳明合病，喘而胸满者，不可下，宜麻黄汤""太阳与少阳合病，自下利者，予黄芩汤，若呕者，黄芩加半夏生姜汤主之""阳明少阳合病，必下利。其脉不负者，为顺也；负者，失也。互相克贼，名为负也。脉滑而数者，有宿食也，当下之，宜大承气汤""三阳合病，腹满，身重，难以转侧，口不仁，面垢，谵语遗尿。发汗则谵语，下之则额上生汗，手足逆冷。若自汗出者，白虎汤主之"。从上述都是合病的条文可知，合病不是六证的复合，因此在治疗上也不用合方。六病的合病，实际上是一个时间概念，是病时的重叠。

我们教科书中介绍的合病，一般就用合方治疗。但《伤寒论》中的合病，不是用合方治疗的。上述条文中的合病，都是单方治疗：太阳与阳明合病用的是葛根汤、麻黄汤来治疗，太阳与少阳合病用的是黄芩汤治疗，阳明与少阳合病用的是大承气汤来治疗，三阳合病用的是白虎汤来治疗。从这里面，我们可以看出，合病是一个时间概念，是病时的交叉和重叠，它和六证不是一个概念。《伤寒论》其他五篇也是如此，都是用六时作为一个切入点，这里我就不一一介绍了。

二、《伤寒论》辨证论治的第二个切入点——六位（空间病位）

三阴三阳是一个时间和空间的概念，因此三阴三阳辨证的第一个切入点是时间，第二个切入点是空间。

空间的切入点，就是六位。刘绍武老先生在辨证论治的过程中，提出了一个六位的观点，即太阳诊头、阳明诊胃、少阳诊胸、太阴诊腹、少阴诊心、厥阴诊手足，这六位是一个大概的核心位。《伤寒论》中三阴三阳的六位都有自己的专属区。我们将《伤寒论》中涉及病位的条文一一列出来，来寻找三阴三阳六位的具体部位。

《伤寒论》第 1 条："太阳之为病，脉浮，头项强痛而恶寒。"可以看出，太阳病的主要的部位在头、项。第 38 条："太阳中风，脉浮紧，发热恶寒，身疼痛，不汗出而烦躁者，大青龙汤主之。"太阳中风为太阳位，句首冠以"太阳中风"，说明大青龙汤证的主要病位在太阳位，即头、身。第 40 条："伤寒表不解，心下有水气，干呕发热而渴，或渴，或利，或噎，或小便不利，少腹满，或喘者，小青龙汤主之。"指出咳喘的这个部位也是一个太阳位。第 152 条："太阳中风，下利，呕逆，表解者，乃可攻之，其人漐漐汗出，发作有时，头痛，心下痞硬满，引胁下痛，干呕短气，汗出不恶寒者，此表解里未解也，十枣汤主之。"十枣汤证是水停留大肠形成的积水证，条首冠以"太阳中风"，且有"头疼"的症状，提示太阳位的部位在头。

第 174 条："伤寒八九日，风湿相搏，身体疼烦，不能自转侧，不呕，不渴，脉浮虚而涩者，桂枝附子汤主之。若其人大便硬，小便自利者，去桂加白术汤主之。"第 175 条："风湿相搏，骨节疼烦，掣痛不得屈伸，近之则痛剧，汗出短气，小便不利，恶风不欲去衣，或身微肿者，甘草附子汤主之。"从这两个条文可以看出，身体疼痛、四肢骨节疼痛，也都属于太阳位。

《伤寒论》以六位作为一个切入点，那么，张仲景怎么进一步延伸这个概念呢？《伤寒论》中有一个并病的概念。如第 48 条："二阳并病，太阳初得病时，发其汗，汗先出不彻，因转属阳明，续自微汗出，不恶寒，若太阳病症不罢者，不可下，下之为逆。"从这个条文来看，太阳是个病位，即太阳位；如果"汗出不彻"，就会"转属阳明"，阳明也是个病位，即阳明位。条文后面接着说："太阳证不罢者，不可下，下者为逆。"虽然涉及阳明病位，但没有形成阳明证，所以不能用下法。

第 142 条："太阳与少阳并病，头项强痛，或眩冒，时如结胸，心下痞硬者，当刺大椎第一间、肺俞、肝俞，慎不可发汗，发汗则谵语，脉弦，五日谵语不止，当刺期门。"第 150 条："太阳少阳并病，而反下之，成结胸，心下硬，下利不止，水浆不下，其人心烦。"第 172 条："太阳少阳并病，心下硬，颈项强而眩者，当刺大椎、肺俞、肝俞，慎勿下之。"第 220 条："二阳并病，太阳证罢，但发潮热，手足漐漐汗出，大便难而谵语者，下之则愈，宜大承气汤。"我们可以看出，并病是六位复合的一个专用术语。在这个病位上出现的症状，不一定都是这个证，因此六位和六证不是同一个概念。并病是六位的重叠。

我再举一个例子，如厥阴诊手足。手足逆冷，不一定都是厥阴证，它可以是白虎汤证的热厥、大承气汤证的食厥、瓜蒂散证的痰厥、四逆散证的气厥、四逆汤证的脏厥、乌梅丸证的蛔厥。虽然上述厥证都出现在厥阴位上，但都不是厥阴证，只有当归四逆汤证的手足厥冷，才是真正的厥阴证。

并病就是六位的重叠，如太阳、阳明的并病，就涉及太阳位和阳明位；太阳、少阳并病，涉及太阳位和少阳位。但是，太阳位不是太阳证，阳明位不是阳明证，少阳位也不是少阳证，因此不能用合方的方法治疗并病。第 220 条："二阳并病，太阳证罢。"虽然牵涉两个病位，但只用了大承气汤。《伤寒论》更多的时候使用针刺穴位的方法解决并病的问题。

三、《伤寒论》辨证论治的落脚点——三部六证九治法

绕这么大一个弯，有的朋友说这是讲什么呢？张仲景的落脚点

到底在什么地方呢?《伤寒论》的辨证论治体系是什么?《伤寒论》难读懂的原因就在这里。

辨证论治,就是张仲景《伤寒论》中的落脚点,他是如何看待人体的?如何认识人体病位的?就是通过六时和六位的切入,最后落脚到"观其脉证,知犯何逆,随证治之",我们三部六病体系将它简单地归纳为"三部六证九治法"。

张仲景在辨证过程中,将人体划分为表、里、半表半里三部。《伤寒论》中划分的三部,是病理的三部,是通过具体的症状、体征描述的。《伤寒论》不是一本生理书,张仲景没有划分出生理的三部,但是我们可以通过病理的三部,推测出生理的三部。

那么人体生理的三部,即表部、里部、半表半里部都是什么概念呢?很多医生都认为,中医不讲解剖、不重视结构,实际上这是对古人非常大的误解。其实,张仲景在看待人体的时候,是有解剖、有系统的概念的。没有上过医学专科院校的人,可能对人体解剖不太熟悉,那我们就以解剖动物为例。

比如,解剖一只鸡,从正中线将鸡解剖开,首先要做的是掐断食管,将食管、胃、小肠、大肠直至肛门的这些部位都去掉,从口腔到肛门这个弯弯曲曲的通道,俗语叫"下水",在人体称为"腑系统"。第二步,拿住心脏,将通过大血管与心脏相联系的肺、肝、脾、肾等实质性脏器取出,在人体称为"脏系统"。去掉了"脏系统""腑系统"后,剩下的部分我们称它为"躯壳系统"。

我们将人体分成腑系统、脏系统、躯壳系统。"腑系统"是指胃家、脾家,即从口腔到肛门的整个消化系统,又称"里部";"脏系统"是指心脏和与心脏通过大血管相联系的实质性的脏器,又称"半表半里部";"躯壳系统"指去除"脏系统""腑系统"之后的部分,又称"表部"。"表部"得病后,张仲景称之为"表证";"里部"得病后,张仲景称之为"里证";"半表半里部"得病后,张仲景称之为"表里证"。表部通天,里部通地,半表半里部通人,符合

"一分为三"的天、地、人三才思想。

"一分为三"也符合胚胎的发生规律，胚胎的发育过程就是从一个受精卵形成外胚层、中胚层、内胚层，最后发育成整体的组织器官、四肢百骸，这就是一个"道生一，一生二，二生三，三生万物"的过程。

表部通天气，与天阳相接触；里部通地气，与饮食物相接触；半表半里部通人气，将表部吸收的天之阳与里部吸收的地之阴相合，化为血，循行于人之体，形成循环系统。《黄帝内经》记载："肺与皮毛相表里。"即肌表与肺部均属于表部的范畴，完成呼吸，通天；里部与饮食接触，完成消化、吸收、排泄，通地；半表半里介于表和里之间，与血液相接触，包括了整个血液循环，以心、血为中心，通人。

中医有一个基本观点：察色按脉，先别阴阳。张仲景将人体划分为表、里、半表半里三个系统：表部得了病叫表证，表证又有表阴证和表阳证；里部得了病叫里证，有里阴证和里阳证；半表半里得了病叫表里证，有半表半里阴证和半表半里阳证，这样就形成了六证。天有阴阳，是日月；地有阴阳，是水火；人有阴阳，是男女，兼三才而两之，故六；六者非他也，三才之道也。

疾病的属性，不外阴阳两类：正胜于邪的实热、兴奋亢进的症候群为阳性证；邪胜于正的虚寒、抑制退行的症候群为阴性证。在人体，表有阴阳，即表阴、表阳；里有阴阳，即里阴、里阳；半表半里有阴阳，即半表半里阴、半表半里阳，这样就形成三部六证。在《伤寒论》中，分别对应的是表部的太阳证、厥阴证；里部的太阴证、阳明证；半表半里部的少阳证、少阴证，我们称之为六证。

关于六证的划分，《伤寒论》中的有些条文，相对来说不是太全。刘绍武老先生根据《伤寒论》原文，在继承基础上做了一些发挥。

关于太阳病提纲证，刘老做了一些补充，阳证的发热特点是

"发热恶寒"；表热实证应无汗；肺与皮毛相表里，"温邪上受，首先犯肺"，应有咳喘这个症状；遂将这些症状补入，太阳证的提纲则为"太阳证，头痛，发热，恶寒，脉浮，无汗，或咳喘"。太阳证是表阳证、表热实证，治则是辛凉解表。刘老根据多年临床实践，以麻杏甘石汤加葛根作为太阳证的主方，并命名为葛根麻黄汤。葛根辛凉，以散太阳之热；麻黄辛温，以去太阳之实；其他药有清热、宣肺、止咳、平喘之功效，以解表部之实热。

表部的表阴证为表虚寒证，张仲景称之为厥阴证，很多医家以第326条为厥阴证提纲："厥阴之为病，消渴，气上撞心，心中疼热，饥而不欲食，食则吐蛔。下之，利不止。"然而，这些症状都属于胃肠症状，病位不在表部。《伤寒论》第337条："凡厥者，阴阳气不相顺接，便为厥。厥者，手足逆冷是也。"第351条："手足厥寒，脉细欲绝者，当归四逆汤主之。"纵观厥阴病全篇，仅此2条是厥的病理和证治。厥阴证为表部虚寒证，为表阴证，除手足逆冷外，还有恶寒、肢节痹痛的症状。所以我们将厥阴证的提纲修正为："厥阴证，手足逆冷，脉细，恶寒，肢节痹痛。"治则是温通血脉，主方为当归四逆汤。当归补血、桂枝温阳，共为主药，命名为当归桂枝汤。

《伤寒论》第180条："阳明之为病，胃家实是也。""胃家"是一个系统的概念，不独指胃，《黄帝内经》记载："大肠、小肠皆属于胃。"所以我们参考《伤寒论》第208条、第212条及第215条，补入阳明胃家实证，将阳明证提纲修正为："阳明证，胃家实，发潮热，自汗出，大便难。"治则是泻热除实，主方用大承气汤。大黄苦寒泻热，芒硝软坚祛实，共为主药，命名为大黄芒硝汤。

《黄帝内经》记载，"实则阳明，虚则太阴"，里部发生病变为里证，里部的阳证为阳明证，阴证为太阴证。胃肠道虚寒出现受纳、消化、吸收等功能障碍，统称为太阴证。《伤寒论》中太阴证的提纲是比较全面的，我们依据第273条，将太阴证提纲概括为："太阴

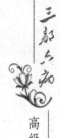

证，腹满或吐，或利，时腹自痛。"依据第277条"自利不渴者属太阴，以其脏有寒故也，当温之，宜服四逆辈"，选用《金匮要略》中的甘草干姜茯苓白术汤作为太阴病的主方，并以苍术替换白术，命名为苍术干姜汤。

里部一阴一阳，里阳证就是阳明证，里阴证就是太阴证；表阳证就是太阳证，表阴证就是厥阴证；剩下的是半表半里。半表半里一阴一阳，半表半里的阳为少阳证，提纲为"少阳之为病，口苦，咽干，目眩"，这些症状不太全，我们做了一个补充。少阳属半表半里，主要病变部位在心胸，发热、寒热往来是少阳热的一个主症，而小便黄赤、胸满热烦是它另一个主症。因此，我们将少阳证的提纲补充为："少阳证，胸满热烦，发热，往来寒热，小便黄赤。"少阳证的主方，选用《伤寒论》黄芩汤加柴胡。黄芩汤清少阳之热，柴胡疏少阳之实，命名为黄芩柴胡汤。

半表半里的阳属少阳证，半表半里的阴为少阴证。《伤寒论》第281条："少阴之为病，脉微细，但欲寐也。"少阴证属半表半里虚寒证，根据第77条补入心动悸，根据第304条补入背恶寒，少阴为心病，一般多有短气，因此，我们把少阴证提纲证补充为："少阴证，心动悸，背恶寒，短气或脉微细。"治则为强心回阳，方选附子汤，方中附子回阳救逆，人参强心益气，两药共同成为少阴证的主药，命名为附子人参汤。

我们简单地将《伤寒论》分成三个系统：表系统、里系统、半表半里系统，即脏系统、腑系统、躯壳系统。表系统的疾病为表证，里系统的疾病为里证，半表半里系统的疾病为表里证；表证有表阴、表阳，里证有里阴、里阳，半表半里证有半表半里阴、半表半里阳，这样三部里就有六证。三部六证，是我们根据阴阳学说一分为二、对立统一划分的。三部的划分根据"道生一，一生二，二生三"一分为三进行划分。然后"兼三才而两之，故六，六者非他也，三才之道也"。这样，三阴三阳就形成了《伤寒论》中基本的辨证论治体系，即病位分三部，病性分六证。

根据对立统一法则，表部有表阴、表阳，表部还有辨不清阴阳的寒热错杂；里部除了里阴、里阳，亦有辨不清阴阳的寒热错杂；半表半里也有辨不清阴阳的寒热错杂。有这样三种情况的存在，在哲学里就是矛盾双方共处于同一体时，形成矛盾的同一性。

表部有表阴、表阳，表部还有不阴不阳。表阳证用葛根麻黄汤，表阴证用当归桂枝汤。那么表部的寒热错杂、虚实互见的不阴不阳，形成矛盾同一性的证，我们把它称为表部的部证，张仲景未单独命名，但是列出了方证——葛根汤证。麻黄发汗解表，治疗表实无汗；葛根辛凉解表，治疗表热；麻黄与葛根治疗表热实；桂枝汤治疗表虚寒，葛根汤方义就形成了表证里的寒热错杂、虚实互见、非寒非热、非虚非实的矛盾统一性。《伤寒论》第31条："太阳病，项背强几几，无汗恶风，葛根汤主之。"此条将表部同一部位上阴阳两种病性并存的症状，即项背强几几、无汗恶风全部列出来，形成了矛盾的同一性，治则是解肌发表。我们从葛根汤以方测证可以看出，葛根汤的底方是桂枝汤，桂枝汤是表虚寒证，它是在桂枝汤基础上加麻黄、葛根形成的。

在里部，里阳是阳明证，里阴是太阴证，里部还有一个不阴不阳证，即寒热错杂、虚实互见。在《伤寒论》里面，三个泻心汤：半夏泻心汤、甘草泻心汤、生姜泻心汤，都用于里部的寒热错杂、虚实互见证，功效是和中消痞。柯韵伯说："寒热并举、攻补兼施，以和胃气，是本方之主治也。"所以里部的矛盾显现矛盾的同一性，形成非寒非热、非虚非实部证的时候，就用生姜泻心汤、半夏泻心汤、甘草泻心汤治疗。

同样的道理，表部一阴一阳，表阳是太阳证，表阴是厥阴证；里阳是阳明证，里阴是太阴证；表部的不阴不阳是葛根汤证，里部的不阴不阳是生姜泻心汤证、半夏泻心汤证、甘草泻心汤证。半表半里的阳是少阳证，属于半表半里的热实证，用黄芩柴胡汤；半表半里的阴是少阴证，属于半表半里的虚寒证，用附子人参汤。同样在半表半里，矛盾双方共处一个统一体的时候，就形成矛盾的同一性。这个时候我们来看《伤寒论》第96条："伤寒五六日，中风，往来寒热，胸胁苦满，默默不欲饮食，心烦喜呕，小柴胡汤主之。"小柴胡汤这个方子，柴胡、黄芩解决少阳证的热和实，热用黄芩，实用柴胡，人参、半夏、生姜、甘草、大枣解决半表半里的虚寒证，这样小柴胡汤就构成了半表半里的寒热错杂证，即半表半里的部证。

　　人体分三部，表、里、半表半里，即一分为三；三部各有阴阳，即一阴一阳之谓道；兼三才而两之，故六，六者非他也，三才之道也。再加上《伤寒论》的三个部证，即表部的不阴不阳、里部的不阴不阳、半表半里部的不阴不阳，这样就形成三部六证九治法。

　　我们简单地将三部六病九治法作为《伤寒论》的一个入门大法，这是方便之门。我们要通向张仲景的医学殿堂，从哪里进入比较方便？三部六病九治法，就是我们进入《伤寒论》这个经典殿堂的方便之门。有了这样的一个方便之门，我们可能会产生这样一种感觉，强调了三部六病九治法后，六时、六位就没有用了呢？《伤寒论》三阴三阳的辨时间、辨空间、辨六时、辨六位是不是有些故弄玄虚呢？是不是没有必要了呢？

　　事实上，它不是这样一回事。我们直接辨三部六证九治法，就可以非常规范，整齐划一，学习《伤寒论》就非常方便了。我们将错综复杂的病简单化，建立一个辨证论治的体系，形成三部六病九治法的体系。通过这样的方法，具体采用的切入点可以是六时，也可以是六位。至于我们辨六时或者辨六位，在《伤寒论》里面究竟有什么意义呢？很多朋友曾说："如果我们辨了三阴三阳、六证，那我们再辨六时、六位就没有意义了。"其实，《伤寒论》里的六时辨证、六位辨证在我们辨证里面有重要意义。

第五章　《伤寒论》时位辨证的意义和价值

前面和大家一起聊了四个话题：第一《伤寒论》六经当为六病；第二《伤寒论》三阴三阳的内涵；第三《伤寒论》三阴三阳的辨证程序；第四《伤寒论》辨证论治两个切入点、一个落脚点——三部六证九治法。

今天我想就以上的问题及一些朋友提出的疑问进行回答，同时结合临床，进一步深入探讨六时辨证和六位辨证的价值及意义。

一、答疑

1.《伤寒论》的时间辨证

时间医学作为一门新兴学科，是现代医学和时间生物学结合的产物。实际上，张仲景是首位将时间医学应用到临床医学中的医家，他的贡献集中体现于《伤寒论》中三阴三阳辨证论治非常注重时间的观点上。

《伤寒论》中的时间概念有两个：第一个是病程的概念，比如"伤寒一日，太阳受之""伤寒二三日""太阳病，十日已去""阳明病，反无汗而小便利，二三日呕而渴""伤寒三日，三阳为尽""少阳病初得病时""少阳病二三日"，以及"七八日""五六日""十余日"这些概念都是病程的概念，在这里就不过多介绍了。第二个是病时的概念，即发病的时间。举个例子，如《伤寒论》第 30 条"问曰：证像阳旦，按法治之而增剧，厥逆，咽中干，两胫拘急而谵语。师曰：言夜半手足当温，两脚当伸。"第 104 条"伤寒十三日不解，胸胁满而呕，日晡所发潮热。"第 120 条"一二日吐之者，腹中肌，口不能食；三四日吐之者，不喜热粥，欲食冷食，朝食暮吐。"以上条文中提到的阳旦、夜半、日晡所、朝、暮等，都是发病的时间，即我们说的自然天时。在《伤寒论》中，还有一个与发病时间密切相关的，就是六病欲解时。因为伤寒病本身就是发热病，即"今夫热病者，皆伤寒之类也"。发热病发热的时间规律是非常重要的，具有诊断意义。

2. 关于六病欲解时的三个疑点

《伤寒论》里提到的六病欲解时条文，我就不一一说了，但是我们从这六个欲解时来看，会发现有三个疑点，这是我们必须要面对的。

第一个疑点：三阳病的时间段不相顺接，中间是断开的。太阳病欲解时，从巳至未上；阳明病欲解时，从申至戌上；少阳病欲解时，从寅至辰上。从寅至辰，从巳至未，从申至戌，这三个时间段是不相连接的。从辰至巳这个时段应该包括在太阳还是少阳？未到申这个时辰，应该属于太阳还是阳明？

第二个疑点，太阳、少阳、阳明、太阴这四个时间段已经占据了一天的十二个时辰，唯独剩下少阴和厥阴。这样就出现了少阴、厥阴只好与太阴、少阳交叉重叠的现象，这也是六病欲解时的一个疑点。我们再看其他版本的《伤寒论》，唐本《伤寒论》和康本《伤寒论》都没有六病欲解时的条文。《注解伤寒论》和桂林古本《伤寒论》与宋本《伤寒论》中"从什么至什么上"的表述方式是相同的。

第三个疑点，《金匮玉函经》六病欲解时的表述方式与宋本《伤寒论》不同，宋本中是"某某病欲解时，从……至……上"，《金匮玉函经》中是"某某病欲解时，从……止……"，孙思邈的唐本《伤寒论》中也是这样的表述方式。从不同的版本中，我们就可以看出古人对"六病欲解时"也保留了不同的意见，具体就体现在表述的方法不同，有些版本干脆将它去掉了。

我们则需要重新解读"六病欲解时"。关于"六病欲解时"的临床问题，多数医家和注家认为它与临床不相符合，因此就把它存疑。"六病欲解时"最近一段时间比较热，大家都很关注这个问题，都从"六病欲解时"入手来探讨三阴三阳。"六病欲解时"真正的内涵是什么？到目前为止仍然是一个谜。

我们看《伤寒论》原文，第193条："阳明病欲解时，从申至戌上。"第241条："又如疟状，日晡所发热者，属阳明也。"尤在泾在注解本条时说："申酉戌时，日晡时也。阳明潮热，发于日晡；阳明病解，亦于日晡。则申酉戌为阳明之时，其病者，邪气于是发；其解者，正气于是复也。"意思是说申、酉、戌这个时间段，既是阳明病的欲解时，又是其发病的时间。

这样阳明病欲解时的时间和发病时间，是在同一个时间段，都在申、酉、戌时，即日晡所。我们顺着这样的思路推而广之，六病其他病的欲解时，是不是也是发病时间呢？《伤寒论》第272条："少阳病欲解时，从寅至辰上。"第263条："少阳之为病，口苦，咽干，目眩也。"临床上，口苦、咽干、目眩的症状，在凌晨十分多见，临床上病人也会说："我早晨一起床就口干舌燥，口苦咽干。"这样，少阳病的欲解时和发病时都是在从寅至辰这个时间段，因此条文和临床是一致的。

我们再看，第291条："少阴病欲解时，从子至寅上。"第281条："少阴之为病，脉微细，但欲寐也。"少阴病加重和死亡的时间也多在子时，与欲解时都在一个时间段，即子、丑、寅这个时间段。

通过上述的论述，我们将"六病欲解时"和"六病发病时"统一起来，就能解决临床上的问题。如果单纯将"六病欲解时"看成疾病转归、欲解的时间，这样与临床实际是不相吻合的；如果将"六病欲解时"也看成疾病的发病时间，将"发病时间"与"欲解

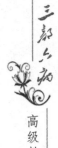
时间"统一起来，这样在临床上就是完全吻合的。由此我们有理由相信，《伤寒论》第3条"或已发热，或未发热"中的"已"应改成"巳"，"巳"是"巳"字的讹字，因为不发热只恶寒与临床实际不符合。临床上"恶寒发热"是太阳伤寒的特征性发热。如果没有发热，只恶寒，就不是太阳病特征性的发热类型。只不过发热的时间有差异，有的是从"巳"这个时段开始发热，有的是从"未"这个时段开始发热，不管是从巳还是从未开始发热，都伴随着恶寒这一症状，即发热和恶寒是并见的。

太阳病为什么会在"巳至未"这个时间段内不同的时间点发热呢？这和一年中春、夏、秋、冬四季有关，和太阳的日升、日落时间有关，和白天、黑夜的长短密切相关，所以六病欲解时"上"字的奥秘就揭示出来了。张仲景说："太阳病欲解时，从巳至未上。"他为什么要加一个"上"字呢？"上"就是解释时间的起始。太阳病，巳时是一个发病时间，未也是发病时间，都是发病的起点。夏至的时候从巳时开始计算，冬至的时候从未时开始计算，这个问题在前面已经讲过，就不多说了。我要强调的是"六病欲解时"是一个自然天时，是一个动态时间，而不是一个时间段。

3. 三阴三阳六病

《伤寒论》排列体例是按六病分篇，即太阳病、阳明病、少阳病、太阴病、少阴病、厥阴病，每一篇的题目都是"辨某某病脉证并治"，且每一篇开始都是以"某某之为病"作为开端，这样就非常有必要理解"六病"究竟是个什么概念。

《伤寒论》398条中，提到"太阳病"的条文54条，提到"阳明病"的条文39条，提到"少阳病"的条文2条，提到"太阴病"的条文53条，提到"少阴病"的条文44条，提到"厥阴病"的条文3条，共计195条。我们面对这样一个事实，不能熟视无睹，更不能装聋作哑，必须打破砂锅问到底，"六病"究竟指的是什么？

《伤寒论》第320条："少阴病，得之二三日，口燥咽干者，急下之，宜大承气汤。"第 321 条："少阴病，自利清水，色纯青，心下必痛，口干燥者，急下之，宜大承气汤。"第 322 条："少阴病，六七日，腹胀不大便者，急下之，宜大承气汤。"大承气汤证为什么叫做"少阴病"呢？

《伤寒论》第 13 条："太阳病，头痛发热，汗出恶风，脉缓者，桂枝汤主之。"第 234 条："阳明病，脉迟，汗出多，微恶寒者，表未解也，可发汗，宜桂枝汤。"第 276 条："太阴病，脉浮者，可发汗，宜桂枝汤。"同样一个桂枝汤证，为什么一会儿叫"太阳病"，一会儿叫"阳明病"，一会儿又叫"太阴病"呢？

《伤寒论》第 35 条："太阳病，头痛发热，身疼腰痛，骨节疼痛，恶风无汗而喘者，麻黄汤主之。"第 235 条："阳明病，脉浮，无汗而喘者，发汗则愈，宜麻黄汤。"麻黄汤为什么又称"阳明病"呢？

《伤寒论》第 82 条："太阳病发汗，汗出不解，其人仍发热，心下悸，头眩，身𬇹动，振振欲擗地者，真武汤主之。"第 316 条："少阴病，二三日不已，至四五日，腹痛，小便不利，四肢沉重疼痛，自下利者，此为有水气。其人或咳，或小便利，或下利，或呕者，真武汤主之。"真武汤究竟是"太阳病"还是"少阴病"？

《伤寒论》第 243 条："食谷欲呕，属阳明也，吴茱萸汤主之，得汤反剧者，属上焦也。"第 309 条："少阴病，吐利，手足逆冷，烦躁欲死者，吴茱萸汤主之。"第 378 条："干呕，吐涎沫，头痛者，吴茱萸汤主之。"吴茱萸汤证究竟属于什么病呢？以方测证，吴茱萸汤证应该是里部虚寒证，属于太阴证，为什么没有出现在太阴病篇，却出现在阳明篇、少阴篇、厥阴篇呢？

上述问题在《伤寒论》中比比皆是，如此伟大经典之作，难道会犯如此低级错误？不管是经络学说，还是脏腑学说、气化学说，都不能合理地来解释这一现象。只有将"六病"解释为"发病时"，即在某一时段发病，我们就称之为"某某病"，这样就解决了某些方证的时间问题。比如，桂枝汤证、麻黄汤证，一般多出现在"太阳时"，大承气汤证多出现在"阳明时"。如果出现在其他时间，表现是不相同的。出现在不同的时间段称为不同的病，如阳明时间段的大承气汤证和少阴时间段的大承气汤证的临床表现是不同的。再比如，吴茱萸汤证，在阳明时段、厥阴时段、少阴时段，三个时间段的临床表现是完全不同的。

在临床上，常常会遇到鼻咽喉部不适的病人。麻黄汤证、麻杏甘石汤证、桂枝汤证、桂枝加厚朴杏子汤证、小青龙汤证，一般都表现在白天的中午前后；而夜间的鼻咽喉部不适，多见于麻黄附子细辛汤证、麻黄附子甘草汤证、甘草汤证、桔梗汤证、苦酒汤证、半夏散及汤证、四逆散证、猪苓汤证。不同的鼻咽喉部不适，在不同时间段的方证亦不同，实际上古人很早就注意到了这种时间特点。

我们临床上常见的下痢，如桃花汤证、四逆汤证、吴茱萸汤证的下痢，多出现在夜间，因此少阴病就是在半夜的时间段容易发病。黄连阿胶汤证，为什么张仲景在句首冠一个"少阴病"呢？因为黄连阿胶汤证，临床表现就是在半夜睡不着，即"少阴病，二三日以上，心烦不得眠，黄连阿胶汤主之"。病人心烦不得眠，肯定是在半夜睡不着。如果白天睡不着，张仲景使用的是干姜甘草汤，即"昼而烦躁不得眠，夜而安静"。

我举一个病例，几年前我治疗了一个朋友，顽固性头疼十几年，使用各种方法，效果都不好。后来我问他："头疼是什么时间段出现，白天疼还是晚上疼？"他说："晚上疼。"我又问："是睡觉之前疼，还是半夜疼，还是凌晨疼？"他说："凌晨天快明的时候头疼。"我就抓住他头疼的特点，诊断为厥阴头疼，就使用吴茱萸汤，一剂而愈。

第二个病例，病人夏天不能吹空调，几十年从来没有出过汗，四肢冰冷，头疼。我问他："手脚冰冷是一天都冰冷？晚上躺到被窝里能不能暖热了？"他说："被窝里面暖一晚上，手脚仍然是冰冷的，暖不过来，而且到凌晨的时候，症状加重，头疼。"我根据他的症状，诊断为厥阴头疼，方药用当归四逆加吴茱萸生姜汤，十几年的病3剂而愈。好了以后，病人有时又稍微觉得不舒服，联系我时，我就说把那个方子再吃一剂药，一吃马上就好了，而且以后的发病就非常轻，后来我又在这个方的基础上加了麻黄附子细辛汤，服药后患者开始有出汗的感觉了。

如果没有时间辨证，单纯用症候群来辨证，有时候就容易出现混淆。比如咳嗽，刚才我在前面讲了，在感冒以后留下的咳嗽后遗症，实际上是个很棘手的病，有时候治疗容易，一剂而愈；但是更多的时候，好多大夫治疗是乏术的。在这样的情况下，如果我们能抓住咳嗽的时间，对于我们的辨证是非常有价值的。

比如感冒好了以后，白天咳嗽不要紧，晚上咳嗽得厉害，而且咳嗽的时间是在少阴时，既不是在刚睡觉的时候咳嗽，也不是在凌晨咳嗽，就是在半夜子时前后咳嗽，就咳醒了。那么患者的主要症状就是"咳而呕渴"，嘴干、咳嗽的时间长了有点干呕、心烦不得眠，以至于咳嗽一两个小时睡不着、心里麻烦，遇到这种情况，你用什么方法来治疗呢？

根据这个咳嗽的时间特点，我们在《伤寒论》少阴篇来找具体的条文，然后再根据具体症状辨证。《伤寒论》第319条："少阴病，下利六七日，咳而呕渴，虚烦不得眠，猪苓汤主之。"谁能想到猪苓汤能治疗咳嗽呢？但是我们根据时间辨证，遇到这种咳嗽，用猪苓汤一剂而愈。

临床上还有一种咳嗽，非常难治，西医也没有办法，一咳就咳好几个月，甚至半年，咳一年两年也有。临床上这种病人非常多见，西医诊断为间质性肺炎，就用激素或气雾剂来维持，效果不理想，但也没有其他办法。一开始我治疗这种咳嗽也是在摸索，使用张锡纯的方子、其他人的经验，有效但不理想。后来我结合时间辨证，仔细问诊，什么时间段咳嗽最厉害？最后发现这种病人有一个典型特征，就是凌晨咳嗽加重，起床以后要咳半个小时甚至一个小时，将白色的黏痰咳出来后，舒服一些。咳得时间长了以后，嗓子都咳破了，出现咽喉疼痛、咳吐脓血；有时候咳得肚子疼，甚至一咳就遗尿，严重的还伴有大小便失禁。由于咳得时间较长，大都伴随着气喘、气紧。支气管痉挛也带来另外一个问题，就是咳嗽期间手足厥冷。

我们就抓住咳嗽的时间特点和临床症状，在厥阴篇里面找，看看张仲景有没有治疗厥阴病咳嗽的方子。最后我们找到《伤寒论》第357条："伤寒六七日，大下后，寸脉沉而迟，手足厥逆，下部脉不至，咽喉不利，唾脓血，泄利不止者，为难治，麻黄升麻汤主之。"临床上遇到这种病人，就用这个方子一剂而获大效。

我有一个患者，已经治疗半年了，他是最有体会的。给患者开了这个方子，患者复诊时说："我吃了半年药，就是这个方子效果最明显，感觉到非常舒服。"从此我就更加坚信了时间辨证在临床辨证中的重要性。

我再举个例子：一般拉肚子的病人，肚子怕凉，有时受凉后拉得更厉害，根据这个症状，如果不细问拉肚子的时间，可能就辨为脾胃虚寒，开个理中汤或者附子理中汤。张仲景说："理中者，理中焦，此利在下焦。"所以"利在下焦"的拉肚子，用理中汤是无效的，张仲景使用了赤石脂禹余粮丸。如果从时间角度详细考虑这个病，这种拉肚子的病人多在凌晨发病，即五更泻，后世医家多用四神丸治疗。四神丸治疗下焦虚寒的腹泻是非常有效的。如果用理中丸，治疗的原则没错，但是疗效大打折扣。四神丸和赤石脂禹余粮丸治疗的疾病，发病时间都是在五更，这两个方子是类同的。

前面这部分就是答疑，有好多朋友怀疑时间辨证，怀疑它的临床意义究竟有多大，到底有没有作用？临床上它是一个"证素"，现在对证的研究叫"证素"，即时间辨证是一个很重要的参考因素，但不是唯一的因素。如果认为时间就是唯一的因素，这样的观点是错误的。在临床中，我们也不需要把时间这个因素过分夸大，夸大同样是错误的。但是我们不能不考虑它，即在一般情况下我们考虑了病位、寒热、虚实，但是有时病位辨对了，寒热虚实也辨对了，开的方子疗效却不理想，这时候我们就应该考虑时间辨证的因素了。

二、《伤寒论》时位辨证的意义和价值

时间辨证的意义在临床上是现实的，空间辨证的意义在临床上也是现实的。中医辨证就是要辨病位，空间就是病位。辨不清楚病位，不知邪之所在，怎么来治疗？不管脏腑辨证、经络辨证、营卫气血辨证，还是三焦辨证，最后都要落实到一个病位，可以是某个脏腑，也可以是某条经络，关于部位辨证我就不多说了，但是《伤寒论》六位辨证还是有它的意义的。

《伤寒论》三阴三阳的空间辨证，首先提出了三部的概念。前面我已讲过了，张仲景的三部就是表、里、半表半里，在表部的叫表证，里部的叫里证，半表半里部的叫表里证。关于三部的病理，上次我也说过了，三部讲的是病症、病位，因此它不是一个生理的三部。在前面，我简单地介绍了三部六病对三部的生理解剖系统的划分。

关于三部的病理范畴，我们对《伤寒论》条文做了简单的统计，《伤寒论》398 个条文，涉及部位的有 330 条。有头项、四肢、肌肉、皮肤、外周血管、呼吸道，这些构成了人体的躯壳，属于表部的范畴。其中头项的症状有 16 条，如头项强痛、头痛、身痛、腰痛、骨节疼痛属于表部的范畴；四肢的症状 21 条，四肢疼痛、手足厥冷等；躯干的症状 15 条，身痛、体痛、身重；皮肤的一些症状，鼻咽部的一些症状如咳喘，气管的一些症状，这些条文非常多，都是表部的范畴。

大便、吐泻等消化道的症状，有 58 条，我就不一一说了。心下、胃中、脐腹、少腹等部位表现的症候群，也都属于里部的症候

群。涉及"胃"部症状的条文有 34 条，比如胃家实、胃中有燥屎、胃中虚冷、胃气不和、胃中干燥等。提到"腹"部症状的条文有 36 条，比如腹胀满、腹中雷鸣、腹痛、腹中冷等。提到"心下"症状的条文有 39 条，如心下悸、心下硬、心下痞、心下痞硬满。

半表半里涉及的部位有嗓子、咽喉、心胸、后背、胸胁，具体症状为口苦、咽干、目眩、胸胁苦满、背恶寒，具体涉及了心、肺、肾等五脏系统，属于半表半里系统范畴。《伤寒论》中提到"胸胁"症状的条文 13 条，如胸胁苦满、胸中烦等；提到心系症状的条文有 31 条；提到咽喉部症状的条文 22 条。所以《伤寒论》中说"观其脉证，知犯何逆，随证治之"，知犯何逆就是辨病位。

有了表、里、半表半里大概的范畴之后，张仲景在《伤寒论》中还要细化。每部有"位"，"位"是有方向性的，部没有方向性。位是一个三维空间，有上下、左右、前后。表部有太阳位、厥阴位，里部有阳明位、太阴位，半表半里部有少阳位、少阴位，不同的部位划分成六个区域，这样辨证定位、细化定位更加准确。

《伤寒论》中还有"属阳明""系在太阳""属太阴""属少阴"等，这些"属"字、"系"字，就是指六位。比如"吴茱萸汤，属阳明，服汤以后，反剧者，属上焦"，阳明就是指病位的。吴茱萸汤证的病位在阳明位，但它不是阳明证，而是里部虚寒证。此外，吴茱萸汤证还要与小肠、大肠的太阴证做区分，吴茱萸汤证的病位在上焦，居阳明位，而不在下焦的太阴位。

在腹部的太阴证，我们可以用理中、建中、桂枝加芍药这类的方剂治疗。如果太阴证在胃里，用这些方子效果就不明显，就得用吴茱萸汤来治疗。吴茱萸汤的病位在胃的幽门部，幽门梗阻后，导致食谷欲呕，而吴茱萸汤能使幽门口打开，所以这样的鉴别诊断是很重要的。

关于六位的条文，《伤寒论》中非常多。如《伤寒论》第 180 条："阳明之为病，胃家实是也。"第 181 条："问曰：何缘得阳明病？答曰：太阳病，若发汗，若下，若利小便，此亡津液，胃中干燥，因转属阳明，不更衣，内实，大便难者，此名阳明也。"这个病位在阳明。第243条："食谷欲呕，属阳明也，吴茱萸汤主之；得汤反剧者，属上焦也。"这些条文中，阳明就指部位。阳明篇中，胃中虚寒用理中汤治疗；如果虚寒在下焦，用理中汤则无效，就得用赤石脂禹余粮丸。同样是里部虚寒，在上部和下部是不一样的，因此六位辨证的提出可以使病位更加细化。

六位的提出是非常重要的，病在阳明位，不都是阳明里实证；阳明位同样有阳明虚寒证，即胃中虚冷，就用吴茱萸汤治疗。同样在太阴位的，不一定都是太阴证，同时在太阴位的不同位置，治疗也不同，如"理中汤，理中焦也，此利在下焦"。

再举个例子，《伤寒论》第281条："少阴之为病，脉微细，但欲寐也。"第282条："少阴病，欲吐不吐，心烦，但欲寐，五六日自利而渴者，属少阴也，虚故引水自救。"第283条："病人脉阴阳俱紧，反汗出者，亡阳也，此属少阴，法当咽痛而复吐利。""属少阴"提示病在少阴位，但不是少阴证。咽喉是少阴的部位，咽痛是个热证，用甘草汤和桔梗汤，是清热解毒的，但张仲景说是少阴病。虽然病位在少阴，但不是少阴证，而且发病时间可能是在半夜，半夜嗓子疼、干得更严重。时间特点和病位在少阴，但它不是少阴证，应该属于少阳证的热证。

《伤寒论》第284条："少阴病，咳而下利谵语者，被火气劫故也，小便必难，以强责少阴汗也。"这条也提示病位在少阴，时间是少阴时，但不是少阴证。这个是猪苓汤证，是阴虚热盛证，热盛伤津，因此它属于少阳证的范畴，但是病位和病时在少阴。

由于时间的关系，条文我就不再多说了。我们在临床辨证的时候，不能头疼医头，脚疼医脚。不能一见到头疼，就断定是太阳证。头疼可以是太阳证，但也可以是少阳证、小柴胡汤证，也可以是阳明证、承气汤证，也可以是其他的虚寒证，比如说吴茱萸汤证，也

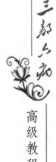
有抵当汤证，这些病位都在头，在太阳位因此不能说病在太阳位，就是太阳证。

今天我们又简单地复习了一下，目的是答疑，因为私下好多朋友在微信里提问。六时辨证和六位辨证在临床中有什么意义，有什么价值？张仲景这样来辨证是非常有价值的，但是我们不能把它作为唯一的辨证手段。张仲景也只是把它作为一个辨证要素，即一个非常重要的参考要素。

我以前是看消化病的，所以对消化科的病比较熟悉。消化科里有一个非常常见、多发而且比较难治的病——反流性食管炎，也叫胃食管反流病，我们看看张仲景是怎么辨证的。

关于胃食管反流病大部分的条文，是在太阳篇，主要用栀子豉汤类的方子进行治疗。这个病开始是太阳证，经过误治（误吐、误下）以后，导致里部胃黏膜损伤，就出现反流、胸中烦、胸中窒、胸中懊憹、反复颠倒这些症状。反流性食管炎多在夜间加重，此时胃里空虚，然后食管一反流，虚烦不得眠、烧心、反酸、食管喉中热这些症状就加重了，这就涉及一个时间的问题。因此张仲景就将它放在厥阴篇的第375条来讨论，就是来说明时间辨证的。

仲景将栀子豉汤称为太阳阳明并病，因为病位在阳明部位，胃食管反流以后，胸骨后烧、烦。太阳病篇第76、77、78、79条都提到了栀子豉汤，为什么在太阳篇已经讨论过了，还要在厥阴篇讨论呢？《伤寒论》第77条："发汗，若下之，而烦热胸中窒者，栀子豉汤主之。"第78条："伤寒五六日，大下之后，身热不去，心中结痛者，未欲解也，栀子豉汤主之。"就是这样一个心下结痛，然后胸中窒，即食管粘连，堵塞不通。

临床上，好多反流性食管炎的病人说胸骨后烧、堵，中医称之为嘈杂，张仲景说它的病位在阳明，属于太阳、阳明并病。它的病位涉及阳明位、太阳位，但它既不是太阳证也不是阳明证，而是发汗、吐、下后引起的虚烦不得眠。有时候它的症状表现在晚上，半夜不能睡觉，这就是影响到神经系统了。

举个病例，一位老人，西医院诊断为反流性食管炎，使用质子泵抑制剂奥美拉唑、泮托拉唑，效果不理想，使用胃动力药西沙比利效果也不明显。病人烦躁，到了晚上就不能睡，半夜要跑到院子里吼，即"胸中懊恼、反复颠倒，虚烦不得眠"，这个病就在夜间加重。如果我们给他定病，可能是厥阴病或者是少阴病了，但病位是在阳明，就是在胃或者食管的一个病，就用栀子豉汤治疗，非常有效，一剂而愈。

《伤寒论》第79条："伤寒下后，心烦腹满，卧起不安者，栀子厚朴汤主之。"胃和食管之热，就用栀子豉汤。但是病人被误下以后，出现了太阴虚寒的腹胀，就用栀子厚朴汤。同样是在里部，上部是热证，下部是寒证；上面烧心、反酸，胸后骨堵、疼，晚上不能睡、心烦，就用栀子豉汤；下面是拉肚子，属于下焦虚寒，这样六位辨证的思路就清晰了。阳明位有热，太阴位有寒，里部可以同时出现上面的热、下面的寒，如果不区分开六位，寒热就没办法区分了。

通过我的临床体会，以及对条文的梳理，得出来一个结论：《伤寒论》的三阴三阳时、位、性，是对《周易》三极六爻思想的一个具体应用。《周易》中称天、地、人三才为三极；天有阴阳、地有阴阳、人有阴阳，兼三才而两之，故六，六者非他也，三极之道也。三极六爻就是这样一个思想框架，在《伤寒论》中就是三阴三阳。

《周易》三极六爻思想，是《伤寒论》三阴三阳时、位、性辨证体系指导思想的一个来源。六爻的变动就包括了大千世界，上至天、下至地、中至人这样一个道理。将《周易》中三极六爻思想引入《伤寒论》里后，就构建了这样一个独特的辨证论治体系——三阴三阳辨证论治体系，它包括时间辨证、空间辨证、属性辨证。

张仲景注意到时间和机体生物钟的吻合，借助于六时阐述机体的生理功能、疾病的欲解与加剧的规律。六病欲解是矛盾的两个方

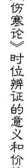

面，即正邪相争，若邪气盛、正气败则病加剧，反之则病欲解，所以疾病的发病、加剧和欲解都在同一个时间段。

《伤寒论》各篇中，以"某某病"冠名的条文，均是记录了该病的发病时辰，即病时。六病作为一个病时概念，主要表现在两个方面：在相同的发病时辰，由于人体体质类型不同，疾病的性质也会不同；在不同的发病时辰，发生相同的疾病，疾病的临床表现也不尽相同。

三阴三阳涉及时间、空间和属性，与《周易》八卦的六爻有相似之处。六爻中每个爻都包含三个含义：第一，初、二、三、四、五、上，有时间概念，即从开始到结束，是时间概念；第二，从初爻到上爻，还有空间概念，即天、地、人三才，下、中、上的空间概念；第三，每一个爻是阴爻还是阳爻，是属性概念。

张仲景第一次完成了辨证中的三部定位，将躯壳系统划分为人体的表部，胃肠道消化系统划分为里部，胸、腹腔的主要脏器系统划分为半表半里部。《伤寒论》中单独使用三阴三阳表示病位，六证是在三阴三阳所主的时间、空间里面发生病变，表现出特征性的脉证，具有寒、热、虚、实的属性。这样《伤寒论》的三阴三阳，包含着三种含义：三阴三阳与六证相结合，就表现为寒、热、虚、实的属性概念；三阴三阳与病相结合，就表现为时间概念，即六个时间段；三阴三阳单独出现的时候，即初爻、二爻、三爻、四爻、五爻、上爻，就是病位，即空间概念。

《伤寒论》三阴三阳时、位、性的辨证，完善和发展了《黄帝内经》辨证论治体系，它将人体看作一个有机整体，通过时间、空间、属性的三阴三阳辨证，来阐述疾病复杂的传变过程，开创了辨证论治的先河，形成了集理、法、方、药为一体的中医药诊疗体系。

《伤寒论》作为中医的经典，为历代医家所推崇、研究，作为近现代研究《伤寒论》的学术流派，三部六病学术流派还很不成熟，需要一个逐步完善的过程，正如刘绍武老先生所说："任何学术思想的创立、发展，其道路都是迂回曲折的，这是一个历史的必然。"三部六病学说属于创新的范畴，我们的目的别无他求，就是愿为中医药现代化发展提供一点思路。

前面我就说过，三部六证九治法是打开《伤寒论》的一个方便法门，时间、空间、属性辨证是打开《伤寒论》三阴三阳奥秘的一把钥匙，如果离开了时间和空间，我们解读《伤寒论》三阴三阳就是非常困难的。一方、一证、一病的研究很重要，但是理论研究也非常重要。如果不能宏观地把握《伤寒论》三阴三阳辨证，我们就不能更好、更全面地继承张仲景的学术思想，而仅仅是继承了临床上技术层面的东西。因此我们有必要从宏观、整体上把握《伤寒论》的三阴三阳，这样我们才能更好地挖掘、整理《伤寒论》更多宝贵的经验。

这章内容，第一个是答疑；第二个，结合临床，将病例中共性的东西提炼出来形成规律，介绍给大家，来强调时间辨证与空间辨证的重要性。有关三部六病对《伤寒论》理论的认识，通过几次的探讨，基本情况已经说清了。

第六章　柴胡剂的临床应用

提到柴胡剂，经方大家没有一个对柴胡剂不熟悉的。如刘渡舟老先生，非常喜用柴胡桂枝汤；胡希恕老先生，非常喜用柴胡桂枝干姜汤；刘绍武老先生，也非常喜欢使用柴胡剂。刘绍武对柴胡剂的使用，可以说到了登峰造极的地步，如果刘老一上午看 120 个病人，那柴胡剂的临床应用要达到三分之二以上。因此有必要通过《伤寒论》的条文，对柴胡剂的临床应用指征做一个客观解读。

一、什么是柴胡剂

一提到柴胡剂，大家首先想到的是小柴胡汤。实际上我们需要给"柴胡剂"下个定义，凡是有柴胡这味药的方剂，都叫柴胡剂。在《伤寒论》中，柴胡剂共有 7 首，分别是小柴胡汤、大柴胡汤、柴胡加龙骨牡蛎汤、柴胡桂枝汤、柴胡桂枝干姜汤、柴胡加芒硝汤、四逆散。

这 7 首柴胡剂，大致可分为四类：第一类，用柴胡八两，即大剂量使用柴胡，如小柴胡汤、大柴胡汤、柴胡桂枝干姜汤；第二类，用柴胡四两，即中剂量使用柴胡，如柴胡桂枝汤、柴胡加龙骨牡蛎汤；第三类，柴胡二两，即小剂量使用柴胡，如柴胡加芒硝汤；第四类，极小剂量类，如四逆散。

二、什么是柴胡证

我们经常听到经方大夫说柴胡证，究竟什么是柴胡证？这个概念也需要明确一下。一提到"柴胡证"，大部分人就想到小柴胡汤证，实际上这是一个误解。《伤寒论》里的"柴胡证"，是指柴胡这味药的"药证"，不是指"方证"，也不是指"小柴胡汤证"。"小柴胡汤证"包括了"柴胡证"，所有含柴胡这味药的方剂，都包含有"柴胡证"。关于"柴胡证"的药证、方证，现在已经研究得非常清楚了，黄煌老师也有这方面的专著，研究得非常细致。

"柴胡证"究竟是什么呢？我们从柴胡剂的方剂里找"柴胡证"。《伤寒论》中，四逆散是含柴胡剂量最小的方剂，由柴胡、枳实、芍药、甘草四味药组成。四逆散条文中，叙述的症状非常简单，所以从条文中找不到"柴胡证"，这就需要我们从《伤寒论》第96条来寻找。第96条原文："伤寒五六日，中风，往来寒热，胸胁苦满，默默不欲饮食，心烦喜呕，或胸中烦而不呕，或渴，或腹中痛，或胁下痞硬，或心下悸，小便不利，或不渴，身有微热，或咳者，小柴胡汤主之。"条文后的煎服法，记载了或然证的加减治疗。从加减变化中，我们可以看出，小柴胡汤中除了柴胡、甘草这两味药不能去掉，其他药都可以随症加减变化去掉。因此通过柴胡、甘草两味药的主症，就可以找到柴胡的药证，即"柴胡证"。

小柴胡汤的四个主症：往来寒热、胸胁苦满、默默不欲饮食、心烦喜呕。小柴胡汤中，半夏、生姜治疗呕，黄芩除烦，人参、大枣治疗默默不欲饮食，剩余两个就是往来寒热、胸胁苦满。这样看来，其他的症都可有可无，但往来寒热、胸胁苦满这两个症不能少，柴胡、甘草这两味药也不能少。这样就得出一个结论，柴胡药证的症状就是往来寒热、胸胁苦满。

这样我们就明确了什么叫"柴胡剂"，即含有柴胡这味药的方剂就叫"柴胡剂";什么叫"柴胡证",即柴胡的药证,表现为往来寒热、胸胁苦满这两个症状。

三、柴胡剂的煎服法

接下来,我们再看一下柴胡剂的煎服法。现在大家所公认的,汉代一两约等于 15 克。《伤寒论》中柴胡的最大剂量是八两,约合于现代的 120 克的量。时至今日,通过查阅文献及临床使用观察,尚未发现有人使用这么大剂量的柴胡。很多临床医家,柴胡一般使用 24 克或者 40 克左右,这样就能达到很好的退热作用。所以我们有必要重新探讨,张仲景使用 120 克的量,是怎么计算,怎么使用的?我们先来看小柴胡汤的煎服法:"以水一斗二升,煮取六升,去滓,再煎取三升,温服一升,日三服。"

关于煎服法,我个人有不同的观点。"煮取六升,去滓,再煎取三升",一升相当于现在的 200 毫升,三升就是 600 毫升。这里有两个字需要和大家探讨,"煮"字、"煎"字这两个字的意思,都是将食物或者其他东西放在有水的锅里烧。提到"煮"字,我们都有这样一种认识,水一定要多,要淹过所煮的东西,比如煮稀饭。"煎"字就不同了,一提到"煎"字,大家都有这样一种认识,"煎"就是水少,水淹不住锅里的东西。如现在老百姓一般都说"煎药",用的水就少。

现在我们熬药,一般熬两次到三次,即两次提取或者三次提取。《伤寒论》中张仲景一般是一次提取,而小柴胡汤是"再煎",这个"再"字需要明确一下。比如柴胡加龙骨牡蛎汤的煎煮法,"以水八升,煮取四升,纳大黄切如棋子,更煮一两沸",这里面用了一个"更煮"。再如柴胡加芒硝汤的煎服法,"以水四升,煮取二升,去滓,纳芒硝,更煮微沸,分温再服",这里面也用了"更煮"。那张仲景为什么不用"再煮"或"再煎"呢?我们都知道"一鼓作气，再而衰，三而竭"。"再"字，是第二次的意思，"更"就不是第二次的意思了，"更煮"就是接着煮、连续煮的意思，因此柴胡加龙骨牡蛎汤、柴胡加芒硝汤，煎煮的方法就是连续地煮，即放入大黄、芒硝之后再接着煮。"再煎"的概念就不一样了，就是第二次煎。

对于"再煎"，我个人的观点是：加上水熬第二次，即二次提取。这样小柴胡汤的煎煮法就是第一次加水，煮取六升，倒出药汁；再加水，煮第二次，取三升。第二次加水，就比第一次加的水少，因此叫"煎"。这就是"煮""煎""更"三个要明确的概念。

"去滓，再煎"，历来被认为是浓缩法。徐灵胎对"再煎"提出一种说法，就是药性和合；近代伤寒大家左季云也说："柴胡欲出表，黄芩欲入里，半夏欲祛痰，纷纭而动，不和甚矣，故去渣复煎，使其药性合而为一，漫无异同，俾其不至偾耳。"小柴胡汤被成无己解释为和解剂以后，以后的注家都在"和解剂"的概念上做文章，都牵强附会地说"去渣，浓缩再煎，就是使药性和合"。

这里面就需要回答一个问题，张仲景为什么要浓缩？少加点水不可以吗？这里可以有两种解释：第一，张仲景取的药量太大，每次服两升太多了，所以要浓缩，这个解释我不太认同。现实中，病人药熬多了就会喝多点，熬少了就会喝少点，他们不会因为药熬多了而去浓缩。所以张仲景不会因为六升太多而去浓缩成三升。第二，药物经过浓缩以后疗效会更好，张仲景有没有这方面的经验，我不好说。从民间的熬药习惯看，一煎、二煎、三煎是符合临床习惯和民间用法的。

小柴胡汤，第一次熬了六升，第二次熬了三升，共计九升，一次服一升，一日三服，九升相当于三天的药量。现在再来看小柴胡汤的药量，柴胡120克，相当于每天40克，一次的量也就是15克左右，这和我们现在的用药习惯及临床实际就比较吻合。

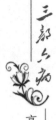

刚才介绍了"柴胡剂"一些共性的东西，包括"柴胡剂""柴胡证"、柴胡剂煎服法中"去滓，再煎"，我提了一些我个人的看法。

四、服柴胡汤后的各种反应

刚才我讲到了小柴胡汤的煎药问题，我个人的观点是小柴胡汤去滓再煎，即二煎。头煎取六升，二煎取三升，共煎取九升，为三天的量。小柴胡汤三天的量，给我们提示了什么问题呢？伤寒外感发热病，如麻黄汤证、桂枝汤证，一般情况下会一剂而愈。但小柴胡汤不是这样的，不可能一剂而愈。临床大夫可能都有体会，如果临床使用柴胡剂，很少会一剂后就热退身凉、病愈，一般病程比较长。

柴胡汤证，一剂药可以退热，但过两三个小时后，又会热起来，这种情况会反复出现一到两天。张仲景对小柴胡汤证有很深的体会，一剂药是不可能治好的，所以一次熬出了三天的药。

我们从服小柴胡汤后的反应也可以看出，柴胡证不能一剂而愈。如第230条："阳明病，胁下硬满，不大便而呕，舌上白苔者，可与小柴胡汤；上焦得通，津液得下，胃气因和，身濈然汗出而解。"小柴胡汤，是一个调节水液代谢的方剂。《黄帝内经》里记载"饮入于胃，游溢精气，上输于脾，脾气散精，上归于肺，通调水道，下输膀胱，水精四布，五经并行"，说明水液代谢涉及上、中、下三焦。所以张仲景说服小柴胡汤后，会出现"上焦得通，津液得下，胃气因和，身濈然汗出而解"，这是机体水液代谢得到调节的结果。

"身濈然汗出而解"说明小柴胡汤有发汗、退热的作用，但小柴胡汤不是解表剂。小柴胡汤有抗炎的作用，可以治疗感染性疾病，但感染性疾病就不可能一剂而愈。第101条、149条中的"复与小柴胡汤"，是再服小柴胡汤的意思。"必蒸蒸而振，却复发热汗出而解"，即服小柴胡汤后，还会出现发热的情况，因此小柴胡汤需要连续服用。第148条"可与小柴胡汤，设不了了者，得屎而解"，可以看出，小柴胡汤还有通大便的效果。"不了了"表明服柴胡汤后，病症仍然没有消除，需再服药，大便通而病愈。

小柴胡汤除了发汗、通大便外，还能利小便。如第231条："阳明中风，脉弦浮大，而短气，腹都满，胁下及心痛，久按之气不通，鼻干，不得汗，嗜卧，一身及目悉黄，小便难，有潮热，时时哕，耳前后肿。刺之小瘥，外不解。病过十日，脉续浮者，与小柴胡汤。"说明小柴胡汤能退黄、利小便，但方中并无利尿药，而是通过调节三焦水液代谢发挥作用的。

上面介绍了服小柴胡汤后的各种药理反应，即发汗、利小便、通大便，都是通过调节三焦水液代谢实现的。

五、关于柴胡截肝阴之说

由于柴胡剂的广泛使用，也带来一些负面的东西，特别是温病学派就反对大剂量地使用柴胡，所以叶天士就提出柴胡劫肝阴的说法，我简单来说一下我个人的观点。

小柴胡汤有调节水液代谢的功能，可以发汗、利小便、通大便，因此阴虚、体液不足、血容量减少，肯定不能使用小柴胡汤。叶天士的话一点都不假，如果汗、吐、下后，病人血容量减少、体液大量丢失、阴虚明显，再使用小柴胡汤发汗、利小便、通大便，会加重病人阴虚的症状。所以叶天士提出的柴胡劫肝阴之说，我们不要局限于"肝"的说法，可以扩大到水液、体液，这样就对了。

柴胡的作用靶点在肝，因此不能因为柴胡截肝阴之说，遇到肝胆病的时候就不使用柴胡剂了。《伤寒论求是》中记载："即使肝阴虚损，如果出现肝病，在养肝阴方剂中少佐柴胡以调肝，不但不会劫肝阴，还会提高疗效。"所以我们要理解"劫肝阴"是针对发汗、

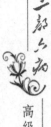
利小便而言的，不是针对肝而言的。

　　现代药理研究发现，柴胡皂苷有保护肝细胞、退黄的作用，可以提高小白鼠的免疫系统功能。日本的研究也证明，小柴胡汤可以促进蛋白合成，增加糖原，改善高脂血症，调节抗体产生协同作用，促进肝细胞再生，抗炎症，抗变态反应，抑制试验性肝损害，因此肝胆病是柴胡的适应证。

第七章 小柴胡汤的临床应用

岳美中老先生说过，仲景叙症状而不言病机，列方药而不讲药理，这只言中了一半儿；仲景不讲玄理是真，方证的病机还是要讲的，而且讲得非常清楚。桂枝汤证的营卫不和，不是讲病机吗？阳浮者热自发，阴弱者汗自出，卫气不与营气谐和故尔、卫强营弱，这难道不是在说病机吗？因此深入探讨张仲景《伤寒论》的理法，挖掘出更符合方证本身的病症机理，是仲景经方研究者和使用者的职责。但是我们也要防止另外一种倾向，就是过度发挥，玄化、圣化张仲景。如果玄化、圣化，还不如回归方证对应，回归临床应用。

一、小柴胡汤的发热时间

《伤寒论》中，小柴胡汤的条文共有 19 条，分别是第 37、96、97、98、99、100、101、103、104、144、148、149、229、230、231、266、294、379、394 条。之前我已经讲了，《伤寒论》是时间、空间、属性三位一体的辨证论治，知道这个以后，分析小柴胡汤的条文就容易了。

"今夫热病，皆伤寒之类也"，小柴胡汤就是治疗发烧的一个方剂，柴胡证的症状就是往来寒热、胸胁苦满，发热特征是寒热往来。再来看小柴胡汤的发热时间，19 个条文中的大部分是在太阳病篇。太阳病篇的条文，大部分句首都冠以"太阳病"，小柴胡汤证的发烧，即寒热往来多见于中午前后，即太阳病欲解时，从巳至未上的这个时间段。

阳明病篇中，第 229、230、231 条，都是用小柴胡汤治疗的，也可以看出小柴胡汤证的发烧在阳明时段也经常出现，但是出现的频率没有太阳时段的高。我们都说小柴胡汤是治疗少阳病的，但在少阳病篇仅看到一条小柴胡汤的条文，因此小柴胡汤证的发烧在少阳病这个阶段反而不多见，但是也有。厥阴病篇第 379 条："呕而发热者，小柴胡汤主之。"另外阴阳易瘥后劳复病脉证并治篇第 394 条也有小柴胡汤。从这些条文可以看出，小柴胡汤证的发烧也可出现在厥阴阶段，也可以出现在少阳阶段，一直到太阳阶段、阳明阶段发烧都属弛张热。

二、小柴胡汤证的病机、病位

张仲景在第 97 条讲得非常清楚，"血弱气尽，腠理开，邪气因入，与正气相搏，结于胁下。正邪纷争，往来寒热，休作有时，默默不欲饮食，脏腑相连，其痛必下，邪高痛下，故使呕也，小柴胡汤主之"，小柴胡汤证的病机就是正虚邪实。

关于小柴胡汤的病位，张仲景说是"结于胁下"。从这个柴胡汤证来看，"胁下"就是指胸腹腔。胁下胸腹腔属于"半在外半在里"。"半在外"就是躯壳之内、脏腑之外的焦膜系统，属于淋巴、胸导管整个少阳三焦的范畴；"半在里"就涉及肝、胆、胰，与里部消化系统相关的脏器。"半在里半在表"就是指三焦、肝、胆、胰等胸腹腔的部位，就是条文中所说的"脏腑相连"。肝为病，邪高痛下，胆囊受之，因为肝脏对疼痛不敏感。

第 96 条中的默默不欲饮食、呕、恶心等里部消化道症状，张仲景在这里做了明确鉴别，本条病位在半表半里，而不在里部胃肠道，只是影响了里部胃肠道。接着第 97 条又说："服柴胡汤已，渴者属阳明，以法治之。"意思是如果服小柴胡汤后出现了口渴的症状，就表明转化为阳明证了，也就不能用柴胡剂治疗了。

张仲景辨证认为，小柴胡汤证是半表半里的寒热错杂证。小柴胡汤证，一方面涉及寒热往来、胸胁苦满的少阳证；另一方面，涉及半表半里的少阴证，就是张仲景提到的"血弱气尽"，是半表半里虚寒的表现。方中柴胡、黄芩清泻半表半里之热、实；人参补半表半里之虚；半夏、生姜、甘草、大枣调和中焦之虚、补中益气。这是张仲景对小柴胡汤的病机、病位做了简单的归类。

小柴胡汤有胃肠的症状，如默默不欲饮食、心烦喜呕、呕而发热，即食欲不振、恶心、呕吐，都属于阳明位。之前我讲过了，小柴胡汤属于太阳阳明并病。它除了涉及太阳位、阳明位以外，还涉及少阳位，如胸胁苦满、胸闷、胁痛、胁下硬满，这些都是柴胡证的特异性指征。这样小柴胡汤涉及的病位比较广，太阳、阳明、少阳三个部位都涉及了。

三、与小柴胡汤病位相关的几个概念

1. 关于"半表半里"

有一个概念需要大家明确，就是"半表半里"的概念。大家都是经方研究者、爱好者、使用者，有些概念必须研究清楚。我们必须从《伤寒论》原文出发，尊重张仲景的本意，要实事求是，是自己发挥的东西，不能说是来源于《伤寒论》。

张仲景《伤寒论》中没有"半表半里"的概念，这个概念也是成无己在注解《伤寒论》中提出的。他在注解第101条时说："病有在表者，有在里者，有在表里之间者，此邪气在表里之间，谓之半表半里证。今邪在半表半里之间，未有定处，是以寒热往来也。"在注解第264条时说："邪在少阳，即半表半里。"意思是少阳就是半表半里。成无己的这些观点，对后世医家影响颇深。后世医家一提到半表半里，就对应到少阳篇的小柴胡汤。小柴胡汤在少阳篇只出现了一次，更多的条文出现在太阳篇，为什么不能将小柴胡汤证称作太阳病？因此认为半表半里就是小柴胡汤，小柴胡汤就是少阳证，

这个认识是有问题的。

从注解的第 265 条"邪在少阳，为半在表半在里"、第 293 条"邪在表里之间"可以看出，成无己丰富和发展了《伤寒论》的病位，提出了半表半里。但是将小柴胡汤、少阳病、半表半里这三者捆绑在一起，这是一个严重的问题，给后世造成了很严重的影响。

2. 关于"半在里半在外"

《伤寒论》第 148 条提出了"半在里半在外"，我们需要明确张仲景提出的这个部位。通过考察条文，张仲景的"里"指从口腔到肛门的消化管道。消化管道的证叫"胃家实""内证"，但有一部分症状如胸胁苦满、默默不欲饮食，与胃肠道症状密切相关，但又不是胃肠消化管道的症状。这些症状主要在肝、胆、胰、消化管外，与胃肠道消化密切相关的脏腑器官，这些症状不完全在里，而是"半在里"，与里部密切相关。

《伤寒论》中的"半在外"指的是什么部位呢？表指躯壳，躯壳之内、脏腑之外又指的是哪里呢？后世医家提出了焦膜的概念，实际上就是胸腹腔。胸腹腔的焦膜系统，既不在躯壳上，也不在脏腑内，而是躯壳之内、脏腑之外的一个中间系统，就是所谓的"半在外"。"半在外"就是相对于表而言它是里，相对于里而言它又是表，它包裹在脏腑之外，所以称"半在外"。

"半在里半在外"，《伤寒论》中这个部位就是指少阳。半在里半在外的焦膜系统与肝、胆、胰这些部位，张仲景就叫少阳位。少阳位大致包括了这样一个概念，躯壳之内、脏腑之外的焦膜系统叫"半在外"；肠胃之外，与胃肠道相关的组织器官肝、胆、胰等叫"半在里"，半在表半在里就是少阳这个部位。

关于小柴胡汤证，很多经方大家叫枢机不利，就是将半表半里称为枢机。《黄帝内经》中称少阳为三阳之枢，少阴为三阴之枢，所以经方大家陈亦人称小柴胡汤的作用是和解枢机。小柴胡汤证的病机是枢机不利，柴胡升清透邪，黄芩清热泻火，半夏、生姜降逆和胃，此为辛开苦降；人参、甘草、大枣甘温益气、养阴血。

服小柴胡汤后，人体有三大反应：发汗、利小便、通大便。但小柴胡汤不是发表剂、利尿剂、攻下剂，所以《伤寒论》第230条就记载"上焦得通，津液得下，胃气因和，身濈然汗出而解"，也就是《黄帝内经》中的"开鬼门、洁净府、去菀陈莝"。枢机不利就包括淋巴代谢、水液循环等好多系统，中医古人将其称为三焦。刘渡舟老先生说小柴胡汤上开肝胆之郁，故能推动气血而使六腑通畅，五脏安和，阴阳气血平和。三部六病将半表半里称作枢部，是来源于对《黄帝内经》的基本解读。

四、小柴胡汤证的形成机理

第96条："伤寒五六日，中风，往来寒热，胸胁苦满，默默不欲饮食，心烦喜呕，或胸中烦而不呕，或渴，或腹中痛，或胁下痞硬，或心下悸、小便不利，或不渴、身有微热，或咳者，小柴胡汤主之。"从这条可知，张仲景首先将小柴胡汤定为中风。那么，我们就要对"小柴胡汤证是中风"这个问题做一个分析。

《伤寒论》中，张仲景将发热的病都称作伤寒，即"外感热病，皆伤寒之类"。《难经》中记载伤寒有五，张仲景也从症状方面对伤寒做了一个归类。如将发热、恶寒、无汗的外感热病称为伤寒；将发热、恶寒、汗出的外感热病称为中风；将发热、不恶寒反恶热、口渴的外感热病称为温病；将发热、不恶寒反恶热、口渴、汗出的外感热病称为风温；将发热、恶寒、汗出、身疼、不呕不渴的外感热病称为风湿。这些在第174、175条都有详细的症状描述，这里就不介绍了。小柴胡汤证有发热、汗出、恶寒或恶风的症状，因此张仲景将小柴胡汤证称为中风，但小柴胡汤证的汗出特点是头汗出。

对于外感热病，张仲景先区分伤寒、中风、温病、风温、风湿，其中小柴胡汤证属于中风。

五、小柴胡汤证的脉象

临床医生开小柴胡汤，在写病历的时候，都喜欢写脉弦，因为小柴胡汤是肝胆疾病的常用方。实际上从与小柴胡汤相关的 19 个条文来看，小柴胡汤证各种脉都可以出现，如弦细、弦数、沉紧、浮细、迟、浮、弱等不同的脉。因此不能一看到小柴胡汤证就认为是弦脉，但以弦脉多见。小柴胡汤证还有其他的一些症状，如口苦、咽干、手足温而口渴，临床也多见。

六、小柴胡汤证的鉴别诊断

大家可能有疑问了，为什么我要讲小柴胡汤证的鉴别诊断？大家都是经方大家、经方爱好者，难道不会用小柴胡汤吗？实际上，张仲景在《伤寒论》中，对小柴胡汤证做了很多鉴别诊断。

1. 与桂枝汤证的鉴别

两者在《伤寒论》中都叫中风，所以临床上需要鉴别。《伤寒论》第 99 条："伤寒四五日，身热恶风，颈项强，胁下满，手足温而渴者，小柴胡汤主之。"如果没有末尾的"小柴胡汤主之"，只看到"身热恶风，颈项强，胁下满，手足温而渴者"，是很容易和桂枝汤证混淆的。

临床上大家都有体会，小柴胡汤证与桂枝汤证，有两个证最容易混淆，就是女同志的更年期综合征和经期感冒。

第一个，更年期综合征。患者都会出现烘热、汗出、恶风等症状，就如同第 53 条、54 条的"时发热、自汗出"的桂枝汤证，这就很容易和小柴胡汤证混淆。两者还有一个重要的鉴别点：桂枝汤证口不渴，小柴胡汤证口渴。

第 99 条"手足温而渴者"，"而"字有强调的作用，强调其后的"渴"。张仲景在《伤寒论》中有很多类似的条文，如"汗出而喘""发热而渴"都是强调"而"字后面的症状。小柴胡汤证和桂枝汤证都会时发热、自汗出、恶寒、手足温，这样就不太容易区分，唯一比较容易的区分点是"是否口渴"。以上就是更年期综合征桂枝汤证和小柴胡汤证的区别。

第二个，经期感冒。《伤寒论》第144条："妇人中风七八日，续得寒热，发作有时，经水适断者，此为热入血室，其血必结，故使如疟状，发作有时，小柴胡汤主之。"桂枝汤证的发热也有如疟状，如桂枝汤证、桂枝麻黄各半汤证、桂枝二麻黄一汤证，都有如疟的表现，如发热、恶寒、休作有时的情况，所以一定要区分经期感冒的小柴胡汤证和桂枝汤证。月经期间感冒，有桂枝汤证，也有小柴胡汤证，鉴别点就是"是否口渴"。手足温而渴者就是小柴胡汤证，不渴就是桂枝汤证。

189

2. 与五苓散的鉴别

《伤寒论》第98条："得病六七日，脉迟浮弱，恶风寒，手足温，医二三下之，不能食，而胁下满痛，面目及身黄，颈项强，小便难者，与柴胡汤，后必下重，本渴饮水而呕者，柴胡不中与也，食谷者哕。"这条是张仲景强调"脉迟浮弱、恶风寒、手足温"的桂枝汤证，由于医生的误治，形成了茵陈五苓散证。茵陈五苓散证的症状与小柴胡汤证非常相似，张仲景在条文中特别提示，如果此时使用小柴胡汤，就会出现变证，所以不能使用小柴胡汤。

《伤寒论》第74条："中风发热，六七日不解而烦，有表里证，渴欲饮水，水入则吐者，名曰水逆，五苓散主之。"五苓散证、小柴胡汤证、桂枝汤证都叫中风，需要鉴别。

小柴胡汤证与桂枝汤证容易鉴别，前者有口渴，后者无口渴。小柴胡汤证和五苓散证，都有渴与呕的症状，不太好鉴别。五苓散证有口渴，但饮水后会呕，是"水逆"证，其病位在胃肠道。小柴胡汤证也有口渴，但是饮水后不会吐水，虽然有"默默不欲饮食，心烦喜呕"的症状，但其病位仍在肝胆。小柴胡汤证有呕的症状，但只是干呕，不会将胃内容物吐出来。

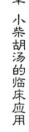

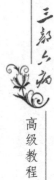

再看第156条，"本以下之，故心下痞，与泻心汤，痞不解，其人渴而口燥烦，小便不利者，五苓散主之"，这条是误下后形成的里部五苓散证。第244条是桂枝汤证误下后属阳明，形成了五苓散证。上述两个条文证明，五苓散证的部位是在里部胃肠道；而小柴胡汤证的病位在肝胆、三焦的部位，这是五苓散证和小柴胡汤证的鉴别点。

3. 与小建中汤证的鉴别

《伤寒论》第100条："伤寒，阳脉涩，阴脉弦，法当腹中急痛，先与小建中汤。不瘥者，小柴胡汤主之。"

小建中汤方由桂枝汤倍芍药加饴糖组成，小建中汤证也是从桂枝汤证转化而来的。桂枝汤证误下后出现腹痛，用桂枝加芍药汤治疗；如果腹中痛持续的时间长了，则用小建中汤。小柴胡汤证也有腹痛，所以，腹痛就是小柴胡汤证与小建中汤证的鉴别点。

小柴胡汤证的腹痛，张仲景给出了明确的定义，即"脏腑相连，邪高痛下"。小柴胡汤证的"腹中痛"属于"越部证"，是半表半里的柴胡证影响到了胃肠道导致的腹中痛。日本人则认为：腹中痛是肠道淋巴管、乳糜池堵塞引起的。临床上80%以上的腹中痛是小建中汤证，但也不要忘记小柴胡汤证也有腹中痛，痛的部位在右上腹的胆囊区。

小柴胡汤证与小建中汤证的脉、证都很类似，所以不容易鉴别。张仲景使用药物试探的方法，先用小建中汤，如果无效则使用小柴胡汤。如阳明病胃家实，张仲景经常使用小承气汤做试探性治疗。西医也有药物试探性治疗的方法，如发烧，考虑可能是结核引起的，会先使用抗结核药治疗。如果有效，则证明是结核引起的发热。

4. 与调胃承气汤证的鉴别

《伤寒论》第231条："阳明中风，脉弦浮大，而短气，腹都满，胁下及心痛，久按之气不通，鼻干，不得汗，嗜卧，一身及目悉黄，小便难，有潮热，时时哕，耳前后肿。刺之小瘥，外不解。病过十日，脉续浮者，与小柴胡汤。"这条的症状涉及胃肠道，实际上病位在肝胆，而不在里部胃肠。因为肝胆系统的病往往会影响消化系统，引发一些胃肠症状。所以第231条的这些症状，乍一看像是里部胃家的病，但张仲景还是做了鉴别的。

病症表现与病位不一致的，三部六病体系称之为"越部证"。例如，我之前讲的"属阳明""系在阳明"等，有阳明位的症状，但病位在半表半里，张仲景称之为少阳阳明并病。

临床上肝、胆、胰的疾病，会出现一些和调胃承气汤证容易混淆的症状，如潮热。一般出现潮热，首先想到调胃承气汤。但有时小柴胡汤证也出现潮热，这是半表半里影响到了里部胃肠道后，出现的"越部证"。所以，对于临床上出现"越部证"，我们还是要仔细鉴别的。

为了进一步说明小柴胡汤证不在阳明位，我们来看小柴胡加芒硝汤证。第104条"伤寒十三日，不解，胸胁满而呕，日晡所发潮热，已而微利，此本柴胡证；下之以不得利，今反利者，知医以丸药下之，此非其治也。潮热者，实也。先宜服小柴胡汤以解外，后以柴胡加芒硝汤主之。"可以看出，小柴胡汤证也会出现潮热。小柴胡汤证出现了阳明胃家实的潮热症状，张仲景用小柴胡汤加芒硝治疗。

小柴胡汤证和柴胡加芒硝汤证有本质的区别，小柴胡汤证是半表半里证，柴胡加芒硝汤证是半表半里兼阳明胃家实证，进一步证明了病位不在胃肠道。

5. 小柴胡汤证发热特点的鉴别

下面我们来具体谈谈"寒热往来"这个症状。张仲景将这个症状也做了一些鉴别，如与太阳伤寒的发热恶寒、太阳中风的发热恶风相鉴别。

太阳伤寒的发热与恶寒是同时出现、齐作齐休的。发热是他觉症状，即大夫触摸病人的额头，感觉特别烫；恶寒是自觉症状，即

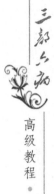

病人感觉冷，盖了被子也不能解决这个冷的问题。同时也说明，病人在同一时间，不可能是既怕热又怕冷。小柴胡汤的"寒热往来"与太阳伤寒的"发热恶寒"就不同了，小柴胡汤的寒、热都是自觉症状，病人觉得身上热，病人觉得身上冷，寒与热有个时间差，不是齐作齐休的。

现在医学研究，发热、恶寒间歇性交替出现，一般提示感染性疾病。根据发热的特点，就可以区分小柴胡汤证的"寒热往来"和太阳伤寒的"发热恶寒"，因为它们的时间特点及发热特征是不一样的。临床上会碰到一些感染性的发烧，用发汗解表的方法能暂时退烧，但不一会儿又烧起来了，这就是没有区分清麻黄汤证与小柴胡汤证的发烧。

七、关于小柴胡汤证的"但见一证便是"

临床上经常说"小柴胡汤，但见一证便是，不必悉具"，为了更好地扩大使用小柴胡汤，我们需要对"但见一证"的"证"做一个梳理。

有人认为，"寒热往来、胸胁苦满、默默不欲饮食、心烦喜呕"中出现任何一证，就是所谓的"但见一证"，就是小柴胡汤证，就可以用小柴胡汤治疗，我个人觉得这个看法是有问题的。刚才讲了，"柴胡证"就是寒热往来、胸胁苦满，因此"但见一证"指的是但见寒热往来或胸胁苦满。

"但见一证便是，不必悉具"这句话，不仅适合小柴胡汤，还适合所有的"柴胡剂"，只要见往来寒热或胸胁苦满者，都可以使用"柴胡剂"。我的这个看法是有依据的，从刚才提到的19个条文来看，"往来寒热、胸胁苦满"的柴胡证就是柴胡剂的特异性症状。临床上，但见两者中的一项，就可使用"柴胡剂"。以上是我对"但见一证便是"的一些看法。

八、小柴胡汤的扩大使用

很多经方大家，临床都非常喜欢使用柴胡剂。如果要扩大柴胡剂的临床使用，是需要依据的。一般的依据，是指第101条的"但见一证便是，不必悉具"，而这是一个非常大的误读。我之前谈过，"但见一证"的"证"必须是柴胡证，即往来寒热、胸胁苦满。所以"但见一证"，是使用柴胡剂的依据，而非柴胡剂扩大使用的依据。

张仲景扩大使用小柴胡汤，依据的是第148条："伤寒五六日，头汗出，微恶寒，手足冷，心下满，口不欲食，大便硬，脉细者，此为阳微结，必有表，复有里也；脉沉，亦在里也；汗出为阳微，假令纯阴结，不得复有外证，悉入在里，此为半在里半在外也；脉虽沉紧，不得为少阴病，所以然者，阴不得有汗，今头汗出，故知非少阴也，可与小柴胡汤。设不了了者，得屎而解。"

我们来分析一下第148条。头汗出为少阳证，微恶寒是太阳证，手足凉是厥阴证，心下满、口不欲食类似太阴证，大便硬类似阳明证，脉细为少阴证。第148条中，病位跨越三部，六证都出现了，但症状都不典型，那这些症状是属阳还是属阴呢？张仲景逐一分析后说，这些症状既不是纯阳结，也不是纯阴结。

《伤寒论》中的纯阳结，就是结胸热实，见于大陷胸汤证；纯阴结为脏结，是纯阴寒，见于四逆汤证。所以第148条是寒热错杂、虚实互见、正虚邪实的模糊证，仲景起名为"阳微结"，病位涉及三部，病症涉及六证。关于什么是阳结、阴结？大家可以参考第130、149、153、167条等，我在这里不具体说了。张仲景将小柴胡汤证与阳结、阴结做鉴别，小柴胡汤证既不是阳结也不是阴结，而是阳微结，是介于阳结、阴结之间的寒热错杂、不阴不阳的虚实互见证。

这么错综复杂的病症，应该如何解决呢？临床上，经常会遇到辨不清楚表、里、寒、热、虚、实的情况，这是我们必须要解决的

一个难题。当我们回顾经典，发现张仲景用小柴胡汤巧妙地解决了这个复杂的问题。

病位涉及三部，病症涉及六证，为什么小柴胡汤能解决这么复杂的病症？如果按照合病合方的思路，那就要将六证的方子全加起来解决这个证了。但张仲景没有这么做，而是用了简单的七味药，这就需要我们来了解小柴胡汤的药物组成及功效特点。

小柴胡汤的七味药大概可分为两组：第一组，柴胡、黄芩两味药，负责解决胸腹腔淋巴管、胸导管、焦膜系统的感染，还可以解决与消化系统密切相关的肝、胆、胰等脏器的病症。因此这两味药解决病变的部位是非常广的，涉及上、中、下三焦，病症错综复杂。第二组，人参、半夏、炙甘草、生姜、大枣五味药，负责解决少阴虚寒，兼顾太阴虚寒，其中人参为主药，解决半表半里的虚寒，即血弱气尽。这样，第一组药解决了人体淋巴系统与肝胆系统的问题，第二组药解决了人体营养供给与血液循环这两大系统的问题，所以小柴胡汤可以解决非常复杂的病症。

后世医家不乏对小柴胡汤的赞誉之词，说小柴胡汤只有诊断之误，而无治疗之误。日本汉方更是将其扩大使用，称其无所不能。但是过分夸大它的作用，也会引发很多问题，如日本的小柴胡汤事件。所以我们也要掌握它的禁忌证，只有全面把握了小柴胡汤证的病机、病理、适应证、禁忌证等，才能有的放矢。

刘绍武先生就是根据第 148 条创立了三部六病的协调疗法。针对一些以非对抗性矛盾为存在形式的疾病和顽固性的局部病，用小柴胡汤的变方治疗，拓展了小柴胡汤的使用范围。协调疗法及小柴胡汤所演变的协调基础方是三部六病协调疗法中非常重要的内容，在这里给大家提一下，有兴趣的可以深入了解。

关于小柴胡汤治疗三焦、淋巴系统的疾病，临床是可以验证的。这里给大家分享一个病例，使用了小柴胡汤的原方比例，柴胡用了45 克。患者为青年男性，两侧附睾肿大，淋巴结肿大，高热，寒热往来，久治不愈。通过临床辨证，认为这个患者的病位在淋巴系统，遂以小柴胡汤原方比例治疗，三剂而愈。

另外，刘绍武先生给我们讲解小柴胡汤的时候，讲过一个故事。刘老年轻时在民间行医，与一位医生交情特别好。后来这位医生将治疗淋巴结核（老鼠疮）的家传秘方透露给了刘老。刘老后来知道了，这个秘方就是以小柴胡汤为主方的。这也从另外一个层面证明，小柴胡汤能治疗淋巴系统、三焦的病变。

临床上还用小柴胡汤治疗胸导管等免疫系统的疾病，患者大都有胸胁苦满的表现。胸胁苦满属于炎性反应，类似细菌感染引起的免疫系统亢进，感染刺激胸导管产生大量的免疫细胞如 T 细胞、B 细胞，最后引起淋巴管道堵塞，就表现为胸胁苦满。小柴胡汤中的柴胡、黄芩是疏通淋巴管道、治疗胸胁苦满的。

九、小柴胡汤的属性问题

1. 小柴胡汤不是解表剂

有一部分医家经常说小柴胡汤是个发汗剂，因为吃了小柴胡汤确实能够退热、发汗。小柴胡汤可以退热，但如果将小柴胡汤作为解表剂，这就有问题了。

《伤寒论》第 101 条："若柴胡证不罢者，复与柴胡汤，必蒸蒸而振，却复发热汗出而解。"第 149 条："柴胡证仍在者，复与柴胡汤，此虽已下之，不为逆，必蒸蒸而振，却发热汗出而解。"从这两个条文可以看出，服小柴胡汤后，会出现汗出的症状。第 104 条"先宜服小柴胡汤以解外"，这个"外"不是指表，而是将"寒热往来"称为"外证"，张仲景也没有说是"表"，也没有说是"表证"，因此小柴胡汤不是解表剂，也不是发汗剂，这是我个人的一个观点。

"本太阳病不解，转入少阳者，胁下硬满，干呕不能食，往来寒热，尚未吐下，脉沉紧者，与小柴胡汤。"依据这个条文，假设小柴胡汤是解表剂，服小柴胡汤后，就不会出现"太阳病不解，转入少

阳"的情况了。

通过上述条文可知，小柴胡汤不是解表剂。

实际上《伤寒论》中能退热的方剂非常多，但能退热的方剂不等于是解表剂，要避免这个误解。如桂枝汤和营解表退热，麻黄汤发汗解表退热，葛根汤解肌发表退热，这三个方剂都是退热解表剂，只是解表的机理不同。柴胡汤也能退热，但它是发汗解热，与解表剂没有关系。

现在小孩子感冒发烧，家长都会带孩子去诊所，打两支柴胡针剂。打了柴胡针剂后，有一个很重要的反应，就是发汗。发汗的目的是为了解热，而不是解表。现代研究也表明，柴胡有明显的发汗解热作用，可以退烧。白虎汤、承气汤都有解热的作用，四逆汤、真武汤也能退热，但不能说这些方子都是解表剂。同理，服小柴胡汤后有出汗的症状，能解热退烧，但它不是解表剂。解热与解表是两个概念，这是我要给大家交代的。

有时候喝点小米粥、热水，盖上被子，都可以发汗，但发汗不是解表。发汗是一种方法，解热是功能，解表是一种治法。有表证，就要用解表的方法，如麻黄汤、桂枝汤、葛根汤；其他的方剂，如小柴胡汤、白虎汤、真武汤、四逆汤等，都能退烧，有的还能促进人体汗出，但都不属于解表剂。

上面是和大家沟通了一个概念，大家不要将小柴胡汤作为解表剂来使用，有时候遇到一个外感病，是柴胡证，就说小柴胡汤是解表剂，这是错误的。

2. 小柴胡汤是否为和解剂

再和大家沟通一个问题，现在很多人都认为小柴胡汤是一个和解剂，这个问题需要解释一下。和解的概念，首先见于金人成无己的《伤寒明理论》。书中记载："伤寒邪气在表者，必渍形以为汗；邪气在里者，必荡涤以为利；其于不外不内，半表半里，既非发汗之所宜，又非吐下之所对，是当和解则可矣。"这就是和解法最早的论述。

《伤寒论》中，汗、吐、和、下、温、清、补、消，八法俱有，张仲景没有说小柴胡汤是和法。那么我们来看看《伤寒论》中的和法是怎么讲的，《伤寒论》第387条"吐利止而身痛不休者，当消息和解其外，宜桂枝汤小和之"，这是用桂枝汤来调和营卫；再如《伤寒论》第269条"此属胃，胃和则愈"；第29条"若胃气不和，谵语者，少与调胃承气汤"；第70条"当和胃气，与调胃承气汤"；第208条"若腹大满不通者，可与小承气汤微和胃气，勿令至大泄下"；第209条、250条、251条都是用小承气汤和之，所以我们有理由说，张仲景的和法不是用小柴胡汤。

后世的和法，如戴北山《广瘟疫论》中说"寒热并用之谓和，补泻合剂之谓和，表里双解之谓和，平其亢厉之谓和"，就是通过寒热并用、补泻兼施、上下同治、升降共计来调解错综复杂的矛盾，就叫和法。这些和法、和解，都是后世医家的发挥，张仲景《伤寒论》中没有这个提法。我们不能说小柴胡汤是和解之法，这和张仲景原意是不符合的。

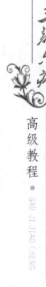
第八章　柴胡类方的临床应用

　　世界上任何学问，都必须回答两个问题，第一是什么，第二为什么。目前中医界有一个倾向，令人担忧。在讲临床的时候，喜欢讲"某某方加减治疗某某病"，还振振有词地说"疾病没有照着书本来得病"，因此要随症加减。

　　我个人认为，一定要将原始的方证搞清楚、弄明白，然后再去加减，否则中医的东西就永远无法继承。因为老师只能示人以法，不能示人以巧。中医缺乏的是严谨性，而不是随意性，因此我们需要先有原则性，再有灵活性。这就是为什么我们要回归经典，重新学习《伤寒论》的一个很重要的原因。

一、大柴胡汤证

　　《伤寒论》中讲到"大小剂"，有大小青龙汤、大小承气汤、大小柴胡汤。从大、小的命名来看，是有病程长短、病情轻重的意义在里面。

　　我们看第103条："太阳病，过经十余日，反二三下之，后四五日，柴胡证仍在者，先与小柴胡汤；呕不止，心下急，郁郁微烦者，为未解也，与大柴胡汤下之则愈。"从这条也可以看出，大柴胡汤证是小柴胡汤证的重证，是小柴胡汤证的变证。

　　1. 大柴胡汤证的病位

　　很多老师或者教科书上，将大柴胡汤证对应为少阳阳明合病。

《伤寒论》记载，太阳病的病程一般为六七天。我们来看第103条，太阳病十六七天后，出现了柴胡证，医生用下法治疗后，又过了四五天，柴胡证依然存在。用下法治疗柴胡证无效，说明柴胡证的病位不在阳明里部。

再看第136条："伤寒十余日，热结在里，复往来寒热者，与大柴胡汤；但结胸，无大热者，此为水结在胸胁也。但头微汗出者，大陷胸汤主之。"可以看出，大陷胸汤的结胸证，病位在胸胁，这和柴胡证的病位是相同的。大陷胸汤为纯阳结，小柴胡汤与大柴胡汤为阳微结，是寒热错杂证，但大柴胡汤证较小柴胡汤证的邪实郁热重。

前面讲小柴胡汤的时候提到，"但头汗出"的病位在半表半里少阳。《伤寒论》中相关的条文很多，如第236条"但头汗出，身无汗，剂颈而还，小便不利，渴引水浆者，此为瘀热在里，身必发黄，茵陈蒿汤主之"，第148条"头汗出，小柴胡汤主之"，第147条"但头汗出，往来寒热，心烦者，此为未解也，柴胡桂枝干姜汤主之"，第216条"阳明病，下血谵语者，此为热入血室；但头汗出者，刺期门，随其实而泻之，濈然汗出则愈"。这些条文都说明"但头汗出"的病位在半表半里的少阳。

大柴胡汤证的主症是心下满，阳明病的病位在胃中，如第238条"胃中有燥屎"，这里的"胃中"指大肠，《黄帝内经》中记载"大肠小肠皆属于胃"，第208条"腹大满不通"，第241条"腹满痛"，第249条"腹胀满"，说明阳明证的病位在大肠。"心下"是个特殊部位，汤本求真在《皇汉医学》中说"承气之候腹"，承气证需要诊腹，以肚脐为中心，心下宽。以肚脐为中心而兼满，心下急，下腹部常无变化，大柴胡汤是一个上腹部病，不在阳明胃家。

2. 关于大柴胡汤是否加大黄的问题

大家都在说大柴胡汤证是少阳阳明合病，方中应该有大黄。宋本《伤寒论》中的大柴胡汤没有大黄，但《金匮要略》《肘后备急

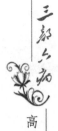

方》《千金方》《外台秘要》等书中的大柴胡汤都有大黄。所以林亿等人在整理时提出了异议——主张加大黄二两，若不加大黄，恐不为大柴胡汤。这就说明，在宋朝林亿那个时代，一般大家所使用的大柴胡汤，都加有大黄。

《伤寒论》中，关于大柴胡汤的条文有三条，分别是第103条、第136条、第165条。特别是第165条，"伤寒发热，汗出不解，心下痞硬，呕而下利者，大柴胡汤主之"，这条不仅没有大便硬、大便不通，而且还有下利。林亿在整理这三个条文时，是有区别的：第103条、136条都附有煎服法，而且都提到了加大黄；第165条，没有附煎服法，更没有提及大黄。这就说明，林亿在整理第165条时也犯难了，如果不加大黄，则与其他书中的大柴胡汤方不相符合；若加了大黄，又有"下利"的症状。我们再来看《金匮要略》中大柴胡汤的条文，"按之心下满痛者，实也，当下之，宜大柴胡汤"。其中"按之心下满痛者，实也"是腑气不通的表现，是大黄证，所以《金匮要略》的大柴胡汤中有大黄。

通过对比可知，原始的大柴胡汤证中，应该是没有大黄证的。因此我认为，大柴胡汤应该有两个方证：一种是大柴胡汤的原始证，即大柴胡汤证，方中不加大黄；另一种是大柴胡加大黄汤证，方中加大黄。

关于大柴胡加大黄汤的主治，主要治疗半表半里的症候群及胸腹腔急性胆囊炎、胆石症、急性胰腺炎等疾病，临床上我们也经常使用大柴胡加大黄汤治疗胃肠道的疾病。三部六病的调胃汤就是大柴胡汤基础上的变方，临床应用广泛。

3. 大柴胡汤证的鉴别

临床上使用大柴胡汤，需要与其他的一些方证进行鉴别。

（1）与大陷胸汤鉴别。

《伤寒论》第136条："伤寒十余日，热结在里，复往来寒热者，与大柴胡汤；但结胸，无大热者，此为水结在胸胁也。但头微汗出者，大陷胸汤主之。""但头汗出"的病位在半表半里的胸胁，前面讲小柴胡汤的时候已经谈过了。《伤寒论》其他条文都可以证明，如第236条"但头汗出，身无汗，剂颈而还，小便不利，渴引水浆者，此为瘀热在里，身必发黄，茵陈蒿汤主之"，第148条"头汗出，小柴胡汤主之"，第147条"但头汗出，往来寒热，心烦者，此为未解也，柴胡桂枝干姜汤主之"，第216条"阳明病，下血谵语者，此为热入血室；但头汗出者，刺期门，随其实而泻之，濈然汗出则愈"。这些条文都说明"但头汗出"的病位在半表半里的少阳。

大陷胸汤证和大柴胡汤证的病位相同，都在半表半里胁下。但两者发热特点不同，大陷胸汤证除胁下按之痛外，还伴有低热、汗出，现代很多医家认为是胸膜炎、胸腔积液；大柴胡汤证的发热特点是寒热往来、高热。

（2）与柴胡加芒硝汤鉴别。

大柴胡汤与柴胡加芒硝汤鉴别，腹诊就非常重要了。《伤寒论》中腹诊讲得很清楚，但后世没有很好地继承下来，反而是日本将腹诊发扬光大了，这也是我们的一个遗憾。

大柴胡汤是小柴胡汤去人参、甘草加枳实、芍药组成的。《金匮要略》中，枳实芍药散主要治疗妇人产后腹中痛、烦满不得卧。产后腹中痛，是子宫收缩引起的疼痛，而且痛处喜温、喜按，可见腹诊很重要。柴胡加芒硝汤证是少阳阳明合病。第104条"伤寒十三日，不解，胸胁满而呕，日晡所发潮热，已而微利，此本柴胡证；下之以不得利，今反利者，知医以丸药下之，此非其治也。潮热者，实也。先宜服小柴胡汤以解外，后以柴胡加芒硝汤主之"，其中"日晡所发潮热"为阳明里实证，即芒硝证。

腹诊是大柴胡汤证与柴胡加芒硝汤证鉴别的要点。大柴胡汤证一般在剑突下及胁下的肝胆胰区有压痛、反跳痛，临床多见急性胆囊炎、胆道结石症、急性胰腺炎等疾病。柴胡加芒硝汤，有阳明里实证，一般在升结肠、横结肠、降结肠部位，能触及粒粒如算盘珠

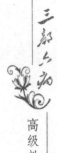

的燥屎，类似不完全性的梗阻。

（3）与大黄牡丹皮汤鉴别。

现在我们都知道，大黄牡丹皮汤是治疗阑尾炎的，中医称为肠痈。肠痈初期有个转移痛，开始发病的时候，心下部位有压痛，并且伴随呕吐，然后很快就转移到右下腹了。心下有无压痛是大柴胡汤与大黄牡丹皮汤的鉴别要点。

二、柴胡桂枝干姜汤

很多朋友都擅于使用这个方子，效果都非常好，这也是得益于冯世纶老师的推广。《伤寒论》第147条："伤寒五六日，已发汗而复下之，胸胁满，微结，小便不利，渴而不呕，但头汗出，往来寒热，心烦者，此为未解也，柴胡桂枝干姜汤主之。"

关于柴胡桂枝干姜汤的主症，现在还有些争议。最具代表性的就是日本人尾台榕堂，他在《类聚方广义》中，给柴胡桂枝干姜汤补入了桂枝、干姜证——大便溏泄。

现在我们研究《伤寒论》条文和方剂时，经常采用两种方法：一种是以方测证，即根据方和药推出它的症候群；一种是以证测方，根据症候群推测方药。关于第147条，用以方测证的方法研究，会发现条文中缺少桂枝、干姜证。

另外"渴而不呕"也是一个主症。《伤寒论》中非常强调"而"字之后的症状，所以这里强调"不呕"一症。如果出现了恶心、呕吐的症状，则需要加半夏、生姜，所以柴胡桂枝干姜汤证是没有呕吐、恶心的。口渴是瓜蒌根证，小柴胡汤证中也有口渴，但不如柴胡桂枝干姜汤证严重。张仲景在临床中，天花粉与半夏一般不同时使用，因为两药相反。但也有特殊情况，如桂枝半夏瓜蒌汤，但此处瓜蒌非瓜蒌根。

关于柴胡桂枝干姜汤证中，究竟是大便干还是大便溏的问题，我想多说两句。胡希恕、刘渡舟两位老先生都是经方大家，各自都有不同的临床体会与观点，但是我们必须遵照一个基本的原则，即《伤寒论》的原条文、原剂量、原配伍比例。如果没有遵照这个基本原则，又随症加减，那是没有说服力的。

桂枝、干姜证，是太阴虚寒证，大便应该是溏泄的，而不是干的。但太阴虚寒证不全都是大便稀、拉肚子，有一部分太阴虚寒就会出现大便干，如我们内科书中讲的脾虚便秘。脾虚便秘的特点是初头硬、后溏，临床上经常用枳术丸来治疗，就是大剂量使用白术健脾燥湿来治疗便秘。那什么是"初头硬，后必溏"呢？就是大便头干，不好向外排，有时能撑破肛门，引起出血，但后面的大便是稀的、不成形的。

太阴虚寒证引起的便秘，也不能使用桂枝这味药。桂枝有加强大肠吸水的作用，对大便干非常不利。我们看《伤寒论》第28条："服桂枝汤，或下之，仍头项强痛，翕翕发热，无汗，心下满微痛，小便不利者，桂枝去桂加茯苓白术汤主之。"桂枝汤和下法都属于误治，因为第28条一开始就不是桂枝汤证，而是桂枝去桂加茯苓白术汤证。

为什么会误用桂枝汤呢？因为这两个方证存在类同的症状，医生没有鉴别清楚。为什么用下法呢？因为有大便干。但是大便的特点是初干后溏，这种便秘是不能用下法的，所以张仲景说用桂枝汤及下法都是错误的。可以看出，大便初硬后溏是桂枝的禁忌证，虽然第28条外感病中有桂枝证，但是仍然不能使用桂枝，所以"去桂"。

我们再参考第174条来讨论桂枝的禁忌证。"伤寒八九日，风湿相搏，身体疼烦，不能自转侧，不呕不渴，脉浮虚而涩者，桂枝附子汤主之。若其人大便硬，小便自利者，去桂加白术汤主之"，本条中也去掉桂枝，为什么？在煎服法中，提到了去桂的原因，"以大便硬，小便自利，去桂也"。所以要仔细鉴别"初头硬后溏"的便秘和阳明承气汤证的便秘。第238条专门针对阳明证大便干与太阴证

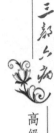

大便干做了鉴别，"阳明病，下之，心中懊恼而烦，胃中有燥屎者，可攻。腹微满，初头硬，后必溏，不可攻之。若有燥屎者，宜大承气汤"。阳明证大便是一直干的，为里部热实证；太阴证大便初干后溏，为里部虚寒证。

如果是太阴虚寒证的拉肚子，就可以使用桂枝；但如果太阴虚寒证伴有大便硬，则不能使用桂枝，因为大便硬是桂枝的禁忌证。第28条去桂加茯苓白术汤，去掉了桂枝，就是因为大便初头硬。通过这些条文的对比分析，就是要说明柴胡桂枝干姜汤证是大便溏，而不是大便干。还要说明一点，太阴虚寒证的大便干，也是不能使用桂枝的。

柴胡桂枝干姜汤在临床应用中，需要与大柴胡加大黄汤、柴胡加芒硝汤相鉴别。柴胡桂枝干姜汤是少阳、太阴合证，而后两者都是少阳阳明合证，这是需要区别的。

另外，本方与李东垣《脾胃论》中的补脾胃、升阳气、泻阴火的升阳散火汤比较类似，所以有人认为本方就类似于小柴胡汤合理中汤。临床上只要我们遇到少阳太阴合证，就可以使用这个方子，而且临床发病率很高。有的医家主张在治疗肝硬化、肝硬化引起的腹水时使用此方，能起到很好的预防和治疗作用。

三、柴胡加龙骨牡蛎汤

《伤寒论》第107条："伤寒八九日，下之，胸满烦惊，小便不利，谵语，一身尽重，不可转侧者，柴胡加龙骨牡蛎汤主之。"黄煌老师将这个条文称为"战争创伤综合征"。另外我们生活中碰到的"地震创伤综合征""车祸创伤综合征"等，也都属于柴胡加龙骨牡蛎汤证的范畴。我将这个方剂推而广之，用于社会压力、家庭矛盾导致的"心理创伤""竞争性创伤"、神经官能症、焦虑、抑郁等，这些都是柴胡加龙骨牡蛎汤的适应证。

三部六病将此方进行改造，命名为"调神汤"，广泛应用于神经官能症兼见"柴胡证"者，属于肝阳上亢的范畴。柴胡加龙骨牡蛎汤证有这么几大类：胸闷为柴胡证，烦惊为龙骨、牡蛎、铅丹证，都属于少阳范畴；小便不利为茯苓证，属于少阴范畴；谵语为大黄证，属阳明的范畴；一身尽重，不可转侧，是桂枝证，属于厥阴的范畴；人参、生姜、甘草、大枣都是太阴、少阴的范畴。因此它的使用范畴应该比小柴胡汤的还要广。

还可以将柴胡加龙骨牡蛎汤的症候群分为两大类：一类是外感伤寒的柴胡证，如寒热往来、胸满烦惊等；一类是精神类的症候群，如失眠、多梦、神经过敏、容易兴奋、眩晕耳鸣，甚则谵语烦乱、癫痫等。《类聚方广义》还将其主症推广为狂证，病人胸腹悸动，心里害怕，喜欢独处，独语，夜不能眠，多猜疑，欲自杀。徐灵胎说此方能下肝胆之惊痰，用此方治疗癫痫。

和大家分享一个关于柴胡加龙骨牡蛎汤的病例。我在援疆期间，遇到一个精神分裂症患者。患者是青年女性，生活不能自理，狂躁严重时，在家里摔砸物品、打骂家人。经西医给予大量的精神类药治疗后，患者表情呆滞，于是来我处寻求中医治疗。通过辨证，我以柴胡加龙骨牡蛎汤作为主方进行治疗。经过一年多的治疗，西药基本停用，中药也从最初的一天一剂到两天一剂，再到现在的四天一剂。现在病人病情非常稳定。临床上这样的病人非常多，我们掌握刚才介绍的两大类症候群，就可以使用这个方子。这个方子治疗非常全面，全身的症状基本上都涉及了。

门诊上经常会遇到这样一类病人，主诉是从头到脚，从内到外没有一个地方是舒服的，主观症状非常多，腹诊时有柴胡证，再加上患者精神方面说不清道不明，寒热虚实分不清，就可以大胆使用柴胡加龙骨牡蛎汤，现在我基本都使用三部六病体系的调神汤。

四、柴胡桂枝汤

《伤寒论》第146条"伤寒六七日，发热，微恶寒，肢节烦痛，微呕，心下支结，外证未去者，柴胡桂枝汤主之。"柴胡桂枝汤，在临床上使用非常广泛，刘渡舟先生就非常喜欢使用这个方子。胡希恕先生喜欢使用大柴胡汤，外号"大柴胡"；冯世纶老先生喜欢使用柴胡桂枝干姜汤；刘绍武老先生更喜欢使用小柴胡汤。可以看出"柴胡剂"在临床的使用非常广泛，但每个方证都有它的适应证、禁忌证，这就需要我们对每个方子进行界定。

刚才我说柴胡桂枝干姜汤证是少阳太阴合证，那么柴胡桂枝汤证是少阳厥阴的合证。柴胡桂枝汤实为柴胡桂枝各半汤，用量都为原方的半量。药量少了一半，对方剂的效果有没有影响呢？我们来看它的服用方法，"上九味，以水六升，煮取三升，去滓，温服一升，日三服"，这与小柴胡汤、大柴胡汤的煎服法是不一样的。大、小柴胡汤为柴胡桂枝汤药量的两倍，但病人要分三天服用；柴胡桂枝汤虽然是半量，但病人一天就喝完了，所以不能从药量上来区分两者症状的轻重。

临床上，柴胡桂枝汤主要用于外感发烧。前面我提到了小柴胡汤和桂枝汤的鉴别诊断。如果临床上分不清这两个证，遇到了既有柴胡证又有桂枝证的情况，张仲景就是将两方合起来用。后世医家多用此方治疗内伤杂病，我经常使用这个方子治疗肝气窜，这主要是借鉴刘渡舟先生的经验。患者自觉有一股气流在周身窜动，或上或下，或左或右，凡气窜之处，皆有发胀或疼痛之感，这时患者用手拍打痛处，则伴有嗳气、打嗝，随之诸症得到缓解。临床上此证以老年妇女多见，有时服用逍遥丸、柴胡疏肝散，但效果不太理想，用柴胡桂枝汤非常有效。

我个人有一个观点，和大家一起来讨论。后世医家中，李东垣创立了甘温除大热的补中益气汤，我认为柴胡桂枝汤和补中益气汤之甘温除热有类似的地方。如果临床上遇到脾虚发热的病人，我都会用柴胡桂枝汤。若病人病程长，也没有外感的症状，我就用补中益气汤了。

五、四逆散

病名、病机是理性的概念。中医的诸多纷争皆由此而生，仁智各见，无法一致！以下是四逆散二十点，这些问题回答了，四逆散也就搞清楚了。

第一，四逆散的剂型是散。

第二，四逆散的主症是四逆。

第三，或见症有咳、悸、小便不利、腹中痛、泄利下重。

第四，药物组成及服法：柴胡、枳实、芍药，各十分，捣筛。白饮和服，日三次。

第五，病名：民间俗称"气攻心"，雅称"气闭"，书面语言"气厥"。

第六，病因：强烈的情绪波动，突发的晕厥现象。

第七，文学作品事件：诸葛亮气周瑜。这种事情临床经常遇见。

第八，为什么要用散剂呢？备急而用。

第九，能不能有个功能呢？可以解郁开闭。

第十，病机能不能说道说道呢？怒火攻心，血菀于上，气闭于内。

第十一，有没有佐证呢？有，后世的柴胡疏肝散、逍遥散是也。

第十二，张仲景为什么把它称为"少阴病"呢？仅仅是个时间观念。少阴病与少阴证一样吗？

第十三，四逆散证的病位在哪里呢？半表半里。

第十四，四逆散证的病性是寒、热、虚、实、气、血、水、痰……

第十五，四逆散证是急证还是缓证？四逆散证是重证还是轻证？

第十六，四逆散证是常见病、多发病还是罕见病？

第十七，四逆散证可以用其他方法治疗吗？哪一种更适合呢？哪一种更有优势呢？

三部六病

高级教程

GAO JI JIAO CHENG

第十八，四逆散的组成、剂型、用量改变，还能不能叫四逆散？

第十九，四逆散和四逆汤一样吗？

第二十，四逆散证和四逆汤证张仲景为什么都叫少阴病呢？

我从理论层面，通过讨论，和大家交流了关于"柴胡剂"的一些问题。《伤寒论》中，将人体划分为三种体质类型：柴胡体质、阳性体质、阴性体质。虽然张仲景没有明确提出柴胡体质，但这种类型的方剂在临床上使用广泛。另外两种体质类型中，阳性体质属于伤寒类，治疗以麻黄剂为主；阴性体质属于中风类，治疗以桂枝剂为主。

第九章　桂枝汤的临床应用

桂枝汤是伤寒第一方，《伤寒论》中涉及桂枝汤的条文有 27 条，因此我们可以看到桂枝汤在《伤寒论》中的分量和地位。

一、将桂枝汤作为伤寒第一方的原因

太阳时是三阳病的起始时间，即三阳病的开始时间。太阳中风证在太阳时间发病，是一个典型的与时间相关的伤寒病。在《纬书集成》这本书中，引用了孔子的话"阴始于亥，行于丑；阳始于巳，行于未"。一年四季中，无论太阳初升或早或迟，子、午这两个点是不会变的，子、午是阴阳的分界线，因此时间的开阖是不会变的。所以三阳病的开始时间是太阳，即巳至未是三阳病的开始时间；三阴病的开始时间是太阴，即亥至丑是三阴病的开始时间。

太阳是三阳的开始时间，太阴是三阴的开始时间，这是从六时的观点出发的。太阳的开始时间是午时，太阴的开始时间是子时，子、午这两个时间都处于一天的中间，这是不会变的。

张仲景将桂枝汤列为《伤寒论》的第一方，还有另外一层意思，即太阳位是三阳病的起始部位，太阴位是三阴病的起始部位。太阳中风桂枝汤证是表证，是典型的太阳起始部位。太阳为人体表部，是外感伤寒病的前哨站。《伤寒论》第 4 条说"伤寒一日，太阳受之"，因此太阳是伤寒的起始部位，太阳中风证是典型的外感表证。教科书中讲，太阳是大阳、巨阳，太阴是大阴、巨阴，这个观点是错误的。实际上《伤寒论》中"太"是开始的意思，而不是"大"的意思，所以太阳是三阳的开始。

太阴是三阴病开始的部位和时间，第273条："太阴中风，四肢烦疼，阳微阴涩而长者，为欲愈。"第275条："太阴病欲解时，从亥至丑上。"《伤寒论》中关于太阴病的条文共8条，除了太阴病提纲证和太阴病欲解时条文外，其他讨论的都是桂枝汤证，因此桂枝汤是治疗太阳中风和太阴中风共同的方剂。第276条："太阴病，脉浮者，可发汗，宜桂枝汤。"第277条："自利不渴者，属太阴也，当温之，宜四逆辈。"第278条："伤寒脉浮缓，手足自温者，系在太阴。太阴当发身黄，若小便自利者，不能发黄。至七八日，虽暴烦下利日十余行，必自止，以脾家实，腐秽当去故也。"第279条："本太阳病，医反下之，因尔腹满时痛者，属太阴也，桂枝加芍药汤主之；大实痛者，桂枝加大黄汤主之。"第280条："太阴病，脉弱，其人续自便利，设当行大黄、芍药者，宜减之，以其人胃气弱，易动故也。"

太阳是三阳病的起始时间和病位，太阴是三阴病的起始时间和病位，因此桂枝汤作为太阳中风的主治方剂，同时也是太阴病的主治方剂。太阴病篇8个条文，有6条都在讲桂枝汤证。

二、太阳中风桂枝汤证不是《伤寒论》真正意义上的太阳证

《伤寒论》第1条："太阳之为病，脉浮，头项强痛而恶寒。"这条是太阳证，即太阳病之提纲证，病位在表，病性是表阳证，为热为实。太阳中风证，病位虽在表，病时亦是从巳至未上，但病性是表阴证，为虚为寒，因此桂枝汤证不能称作太阳证的主证和主方。太阳中风桂枝汤证的病时、病位符合太阳病，但是病性不属于太阳证，因此张仲景在第2条就对太阳中风单独命名，以利于和太阳证鉴别，即"太阳病，发热，汗出，恶风，脉缓者，名为中风"。

三、太阳中风证的病机

《伤寒论》第 12 条："太阳中风，阳浮而阴弱。阳浮者热自发，阴弱者汗自出，啬啬恶寒，淅淅恶风，翕翕发热，鼻鸣干呕者，桂枝汤主之。"关于桂枝汤的组成及煎服法，大家都非常熟悉，这里就不详说了。

既然太阳中风证不是太阳证，不是表热实证，那么它的机理是什么呢？我简单地归类一下，太阳中风证是阴性体质，即阳虚之人。根据《伤寒论》中"病发于阴、发于阳"，将人体体质归为阳性体质、阴性体质。太阳中风证是病发于阴，是阳虚之人感受外邪出现的一类病症，张仲景给出的病机是"阳浮而阴弱"。"阳浮而阴弱"是以脉言病机，《黄帝内经》《伤寒论》中普遍存在这种现象。

"阳浮而阴弱"即阳脉浮阴脉弱，病机背后的机理就是表里气血双亏。太阳中风的脉是"阳浮而阴弱"，但在后面涉及桂枝汤的条文中，脉象多为"脉缓"或"脉迟"。张仲景用阴阳来说脉的条文非常多，我简单列举几条。如第 3 条："太阳病，或已发热，或未发热，必恶寒，体痛，呕逆，脉阴阳俱紧者，名为伤寒。"第 23 条："脉微缓者，为欲愈也；脉微而恶寒者，此阴阳俱虚，不可更发汗，更下，更吐也。"第 100 条："伤寒，阳脉涩，阴脉弦，法当腹中急痛，先与小建中汤；不瘥者，小柴胡汤主之。"第 273 条："太阴中风，四肢烦疼，阳微阴涩而长者，为欲愈。"这些条文中的阴阳皆指脉，通过脉来探讨病机。那"阳浮而阴弱"是什么意思呢？就是虚阳浮于外，营血虚于内。

《伤寒论》中有脉缓、脉紧，"缓"与"紧"是彼此相对而言的，"缓"除了和缓之意，更多的是迟缓的意思；"紧"有紧张、紧急、紧促的意思，正如老百姓日常生活中说的"赶紧的"，就有快的意思。因此桂枝汤的脉缓，除了和缓，还有迟的意思。

张仲景用阴阳，既指脉，又指病机，"阳浮而阴弱"就是表里俱

211

《伤寒论》讲论　第九章　桂枝汤的临床应用

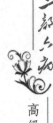

虚的意思，这是太阳中风桂枝汤证的病机。

四、太阳中风证与太阴中风证的鉴别

一开始我就讲了，桂枝汤证有太阳中风证、太阴中风证，太阳中风是三阳病的开始，太阴中风是三阴病的开始。桂枝汤既能治太阳中风，也能治太阴中风；但太阳中风病位在表，太阴中风病位在里，所以两者还是需要仔细鉴别的。

"伤寒大下后，复发汗，心下痞，恶寒者，表未解也，不可攻痞，当先解表，表解乃可攻痞。解表宜桂枝汤，攻痞宜大黄黄连泻心汤。"第164条的大黄黄连泻心汤是个错误，攻痞应该用桂枝人参汤。也就是说，第164条本来就是桂枝汤证，误下以后形成了桂枝人参汤证；如果误下后没有出现变证，可以继续使用桂枝汤。

为了将第164条说清楚，我们来参考第163条："太阳病，外证未除而数下之，遂协热而利，利下不止，心下痞硬，表里不解者，桂枝人参汤主之。"本条的太阳中风桂枝汤证，是表虚寒证，误下后的桂枝人参汤证应该是里虚寒证，这样条文中"遂协热而利"的病机就是错误的。协热而利，应该用葛根黄连黄芩汤治疗，而第163条用桂枝人参汤，所以这条有错讹。

我们再参考第34条："太阳病，桂枝证，医反下之，利遂不止，脉促者，表未解也。喘而汗出者，葛根黄连黄芩汤主之。"本条的太阳病桂枝证，误用下法后，出现了利不止、脉促、表里不解的症状，这些都不是葛根黄连黄芩汤证。因为表部虚寒证误用下法以后，出现了里部的虚寒证，表部虚寒和里部虚寒合病，怎么会形成协热而利的葛根黄连黄芩汤证呢？通过第163条、164条、34条的相互参考，第163条应该修改为"太阳病，桂枝证，医反下之，脉迟者，心下痞硬，表里不解者，桂枝人参汤主之"。

如果是太阳病的麻杏甘石汤证，外证未除而数下之，才可能形成协热下利。麻杏甘石汤证是表阳证，如果误下后表证仍在，则继续使用麻杏甘石汤治疗；如果误下后，表部热邪入里，出现了协热下利，表里同病则用葛根黄连黄芩汤治疗。

所以桂枝汤证误下后，只会形成表里不解的桂枝人参汤证，而不会形成葛根黄连黄芩汤证。葛根黄连黄芩汤证是麻杏甘石汤证误下以后形成的协热下利，这是要区分开的。

第387条："吐利止而身痛不休者，当消息和解其外，宜桂枝汤小和之。"第372条："下利腹胀满，身体疼痛者，先温其里，乃攻其表；温里宜四逆汤，攻表宜桂枝汤。"从这两个条文里也可以看出，桂枝汤是通治表里的方剂。再一个，桂枝汤误下后，出现了太阴证的下利不止，我们可以先用四逆汤止利；利止后，再用桂枝汤解表。

五、桂枝汤证的病机

桂枝汤是治疗太阳中风证的主方，但太阳中风证不仅仅是用一个桂枝汤治疗的。桂枝汤证是一个典型的太阳中风证，但不是唯一的，桂枝汤证不能等同于太阳中风证。太阳中风证的概念比桂枝汤证的概念要大，它是讲体质，是用阴阳的概念来表述的。

《伤寒论》第13条："太阳病，头疼，发热，汗出，恶风，桂枝汤主之。"这是个桂枝汤证，这个桂枝汤证不一定是太阳中风证。凡出现头痛、发热、汗出、恶风这一组症候，就是桂枝汤主之。太阳中风是一个典型的桂枝汤证，但太阳中风不是唯一的桂枝汤证。那么从哪些地方可以看出来呢？第53条："病常自汗出者，此为荣气和，荣气和者，外不谐，以卫气不共荣气谐和故尔，以荣行脉中，卫行脉外，复发其汗，荣卫和则愈，宜桂枝汤。"第54条："病人脏无他病，时发热、自汗出而不愈者，此卫气不和也。先其时发汗则愈，宜桂枝汤。"第95条："太阳病，发热汗出者，此为荣弱卫强，故使出汗，欲救邪风者，宜桂枝汤"，从这些条文可以看出，这些条文都不是太阳中风证，但都是桂枝汤证，因此太阳中风证和桂枝汤

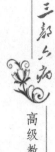
证不是相等的概念。

关于桂枝汤证的病机，张仲景说是荣弱卫强，营卫不和，即卫气不共荣气谐和，这个概念要比"阳浮阴弱"的概念小。大家对营卫的概念都比较清楚了，卫相当于人体的免疫系统，荣相当于人体的营养代谢系统，主要指后天脾胃的吸收功能。

"营卫不和，营弱卫强"的病机是什么？我们从《伤寒论》第95条来看桂枝汤的病机。"欲救邪风者，宜桂枝汤"，一般就理解为感受风邪了，相应的治疗方法是祛风；但这里说"救风"，"救"即救援、拯救的意思，那什么才需要拯救呢？比如自己的人犯错以后就需要拯救，若是敌人，是外邪，直接祛除就好了，而不会去拯救。

张仲景说"欲救邪风"，大家就会想，邪风怎么还需要救呢？所以我们要明确《伤寒论》"邪风"的含义。《黄帝内经》《伤寒论》中的风、寒、暑、湿、燥、火不是后世"六淫"的概念，而是一种"邪气"学说。人体发生病变以后，有两种邪气，一种叫"虚邪"，一种叫"正邪"，以后会详细介绍。虚邪为外感之邪，正邪为内生之邪。此处张仲景"欲救邪风"的"邪风"，是正虚为邪，即人体的正气转变成邪气。例如，人体的卫气本来是防卫、抗邪的，相当于人体的免疫系统；但是在一定条件下，卫气就可以变成邪气，西医将这种情况就称为免疫过度、免疫兴奋，属于变态反应；此时卫气不但不能抗邪，反而还危害人体，成为免疫系统的害群之马。

以上就是桂枝汤"欲救邪风""卫强营弱"的机理了。这里张仲景所说的"邪风"就是卫气，"卫强"后就变成了邪气，相当于西医的免疫过度兴奋形成的一种变态反应。用桂枝汤调和营卫，救"邪风"，目的就是让"卫强"改邪归正。

六、桂枝汤证的鉴别诊断

桂枝汤是临床上使用频率非常高的一个方子，可能大家也认为自己都会开桂枝汤。实际上，会开桂枝汤是一件不容易的事情，因为《伤寒论》中，桂枝汤证要和许多方证进行鉴别。

1. 与麻黄汤证的鉴别

《伤寒论》第 16 条："桂枝本为解肌，若其人脉浮紧，发热汗不出者，不可予之也，长须识此，勿令误也。"可以看出张仲景的谆谆教导，不要将桂枝汤证和麻黄汤证、伤寒和中风混淆了，一混淆就会造成很多误治、变证，这种坏病在《伤寒论》中非常多见。

大家是否能鉴别麻黄汤证与桂枝汤证，我不太清楚。但是在仲景时代，一般的医生就是将桂枝汤当作发汗剂。"可发汗，宜桂枝汤"，这就是导致许多变证的原因，让人误将桂枝汤当作发汗剂，这就容易和麻黄汤混淆。但张仲景在第 16 条又说到"桂枝本为解肌"，桂枝能解肌发表，而不是发汗解表，这是我要强调的一点。

2. 与麻杏甘石汤证的鉴别

第 63 条："发汗后，不可更行桂枝汤。汗出而喘，无大热者，可与麻黄杏仁甘草石膏汤。"本条中张仲景说"不可更行桂枝汤"，可见一开始就不是桂枝汤证，而是麻杏甘石汤证；使用桂枝汤属于误治。为什么两者容易混淆呢？因为两者都有发热、汗出的症状。麻杏甘石汤证是一个典型的太阳证、表阳证、表热实证，就是《伤寒论》第 1 条叙述的"太阳之为病，脉浮，头项强痛而恶寒"。

"下后，不可更行桂枝汤。若汗出而喘，无大热者，可与麻黄杏子甘草石膏汤。"这条也是麻杏甘石汤证的误治。按照原文推理：误下之后，又使用了桂枝汤。张仲景接着又说"不可更行桂枝汤"，意思是之前的误治中，也使用了桂枝汤。很多伤寒医家都说此条的"下后"应改为"汗后"，这个说法我也同意，因为桂枝汤用的也不是下法，后面说"不可更行桂枝汤"，一定是之前使用了桂枝汤。

从上述两个条文的论述方式来看，张仲景及当时的普通医生，都能很容易地辨清楚麻杏甘石汤证，所以张仲景也没有单独列条文进行论述，而是用两个误治法引出了麻杏甘石汤。但麻杏甘石汤证容易和桂枝汤证混淆，所以张仲景专门列出条文以示后人。

很多医家认为，太阳病篇没有太阳证的主方，这种观点是错误的，太阳证的主方就是麻杏甘石汤，只是张仲景认为这是一种常识，能不说就尽量不说。

3. 与承气汤证的鉴别

一个是下法的承气汤，一个是解肌发表的桂枝汤，两者怎么能混淆呢？但张仲景在那个时代就记录了大量的条文，证明了这两者就是容易混淆的。

"伤寒，不大便六七日，头痛有热者，与承气汤，其小便清者，知不在里，仍在表也，当须发汗；若头痛者，必衄，宜桂枝汤。"承气汤证与桂枝汤证中都可以出现头痛、发热、汗出，所以容易混淆。从理论上讲，大家都会辨承气汤证、桂枝汤证，但是真正来了这么一个病人，很多人都辨不清楚了。在张仲景时代能记录下来，就说明了张仲景本人或者其他医生辨错了，张仲景就客观地记录下来。

如果叙述的症状很全面，日晡所发潮热、蒸蒸汗出、口渴、小便黄赤，虽然伴有头痛、发热、汗出，但肯定是用承气汤了；如果时发热，口不渴，小便清，微恶寒，肯定是桂枝汤证，这些典型的症状大家都能辨清楚。但临床上，往往都是一些不典型的症状，所以就容易造成混淆。

第234条："阳明病，脉迟，汗出多，微恶寒者，表未解也，可发汗，宜桂枝汤。"第240条："病人烦热，汗出则解，又如疟状，日晡所发热者，属阳明也。脉实者，宜下之；脉浮虚者，宜发汗。下之，与大承气汤，发汗，宜桂枝汤。"这也是张仲景在鉴别桂枝汤和承气汤，并谆谆教导我们不要将两者混淆，否则就会发生变证。

七、对桂枝汤的思维定式

对于桂枝汤，大家肯定都非常熟悉。但是在讲桂枝汤的组成及机理的时候，大家都有一个思维定式——桂枝、甘草辛甘化阳，芍药、甘草酸甘化阴，因此桂枝、甘草是治疗阳浮的，芍药、甘草是治疗营弱的。用这种思维定式去理解桂枝汤，是有问题的。

阳浮即虚阳浮于外，用桂枝治疗，这个从桂枝汤类方就能看出来。桂枝汤作为伤寒第一方，桂枝作为伤寒第一药，在《伤寒论》中出现的频率是非常高的，《伤寒论》中有43个方剂使用了桂枝这味药。我们从桂枝汤的条文和方证来看，《伤寒论》第64条："发汗过多，其人叉手自冒心，心下悸，欲得按者，桂枝甘草汤主之。"桂枝甘草汤是很小的一个方子，桂枝治疗汗出过多、心悸，因此桂枝是温阳止汗的。《伤寒论》中，桂枝的最大剂量为五两，如第117条："烧针令其汗，针处被寒，核起而赤者，必发奔豚。气从少腹上冲心者，灸其核上各一壮，与桂枝加桂汤，更加桂二两也。"桂枝用到五两，就是治疗气上冲，即老百姓所谓的"结气"，病机就是阳虚寒气结于下，用桂枝就是温阳散寒、降逆平冲。

桂枝汤证的自汗、心悸，是由桂枝这味药治疗的，而不是用芍药敛汗的。太阳中风证和桂枝汤证的虚阳外浮、自汗，都是桂枝的主症。所以我们不能用定式思维去思考桂枝汤的机理，"桂枝、甘草辛甘化阳，芍药、甘草酸甘化阴""芍药敛汗"。

那芍药这味药究竟是治疗什么的？我们一起来看看《伤寒论》第29条的芍药甘草汤，是芍药最简单的方剂，主要是治疗脚挛急，即腿肚抽筋；枳实芍药散可以治疗产后腹痛，即子宫痉挛。《伤寒论》中芍药的最大剂量为六两，如第100条的小建中汤治疗"腹中急痛"；第96条小柴胡汤的加减中提到"若腹中痛者，去黄芩，加芍药三两"；第279条桂枝加芍药汤治疗"腹满时痛"；第317条通脉四逆汤的加减中也提到"若腹中痛者，去葱，加芍药二两"；《金匮要略》中也大剂量使用芍药，治疗虚劳里急、妇人腹中痛。综上所述，芍药不止汗，而是治疗腹中痛、解除肌肉痉挛的。因此我们应该有自己的思维，在学习《伤寒论》的时候要前后对照、前后互证。

桂枝是一味好药，有温阳散寒、平冲降逆、止悸、止汗之功效，

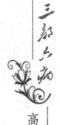

可以治疗出汗、心悸、气上冲、头疼身痛。《伤寒论》中桂枝汤的禁忌证是非常明确的，即大便干、咽喉痛。如果咽喉红肿热痛，就不能用桂枝汤，如王叔和所说"桂枝阳盛，下咽则毙"的温病热证，就不能用桂枝。前面讲桂枝汤的时候就说过，大便干时不能用桂枝，即使是太阴证的大便头干后稀，也不能使用桂枝。

芍药这味药也有禁忌证，就是脉促、胸满。只要脉跳得快，脉律不匀，就不能使用芍药。桂枝汤证的脉是沉、迟、缓，所以桂枝汤中的芍药证，脉也是沉、迟、缓的。如果出现脉促、脉数，就是芍药的禁忌证。芍药这味药还能提高心率，所以张仲景在《伤寒论》第21条说："太阳病，下之后，脉促，胸满者，桂枝去芍药汤主之。"只要出现脉促胸满、心跳加快，就不能使用芍药，不论大便是干的还是稀的。

桂枝汤证的病机是"卫强营弱"，其中"营弱"不是用芍药治疗的。"营弱"是指里部气血亏虚，治疗的药物则是桂枝汤中的生姜、甘草、大枣，这三味药可以顾护脾胃，治疗汗、吐、下后的诸气不足、营养不足。

上面介绍了太阳中风证及其机理、桂枝汤证及其机理、桂枝的主症及禁忌证、芍药的主症及禁忌证，这些弄清楚以后，我们使用桂枝汤就非常容易了，而且不容易出错。

张仲景在《伤寒论》中，还专门介绍了桂枝汤的禁忌证。第一，注意鉴别桂枝汤证和麻杏甘石汤证，如第63条"发汗后，不可更行桂枝汤"，前面讲过了。第二，酒客者不可用桂枝汤。《伤寒论》第17条："若酒客病，不可与桂枝汤，得之则呕，以酒客不喜甘故也。"第19条："凡服桂枝汤吐者，其后必吐脓血也。"这两个条文中，患者里部都有湿热，可见湿热证不可用桂枝汤。第三，温病不可以使用桂枝汤。《伤寒论》第29条："伤寒，脉浮，自汗出，小便数，心烦，微恶寒，脚挛急，反与桂枝，欲攻其表，此误也。"这个条文是热盛伤阴引起的脚挛急，是芍药甘草汤证，是不能使用桂枝汤的。第 26 条："服桂枝汤，大汗出后，大烦渴不解，脉洪大者，白虎加人参汤主之。"本条是没有辨清太阳证和太阳中风证，麻杏甘石汤证误用了桂枝汤，相当于表热实证用了热药，如"抱薪救火"，就出现了大汗、大烦渴不解、脉洪大等伤津亡液的症状，最后导致热极似阴的变证，即白虎加人参汤证。

　　所以大家不要小看一个小小的桂枝汤，以为它很简单，可能让张仲景吃亏最多的就是桂枝汤证了。所以张仲景将它列为伤寒第一方，而且列出了桂枝汤的很多误治和变证，如麻杏甘石汤证误用桂枝汤，出现了白虎加人参汤证的变证；芍药甘草汤证误用桂枝汤，出现了阳虚的甘草干姜汤证等很多变证，所以大家临床上一定要仔细鉴别。

第十章　桂枝类方的临床应用

前面我和大家共同学习了太阳病中风证和桂枝汤证的相关问题，现在我们来共同学习《伤寒论》桂枝汤类方的相关条文及临床应用。

一、桂枝加桂汤

《伤寒论》第 117 条："烧针令其汗，针处被寒，核起而赤者，必发奔豚。气从少腹上冲心者，灸其核上各一壮，与桂枝加桂汤，更加桂二两也。"关于桂枝汤加桂的机理，我们不需要做更多的解释了，因为在本条煎服法中，张仲景专门做了说明："桂枝汤，今加桂满五两，所以加桂者，以能泄奔豚气也。"加桂的目的就是泄奔豚气。方中桂枝温阳、散寒、通脉，芍药解痉，所以可以治疗下焦虚寒引起的气上冲胸、脐下悸动的奔豚气。

我们对条文做一个分析，以方来测证，参考第 15 条"太阳病，下之后，其气上冲者，可与桂枝汤。方用前法。若不上冲者，不得与之。"可知本条一开始就是桂枝汤证；从"灸其核上各一壮"，我们可以看出，"烧针令其汗"属于误治；以烧针治疗桂枝汤之气上冲，我们认为是由于古代针具消毒不严格，引起了局部的感染，出现了针处"核起而赤"；用灸法，既可以消炎、消肿，同时可以佐桂枝汤温阳散寒之力；气上冲加重则发为奔豚，所以加桂至五两以平冲降逆；气从少腹上冲心，是下焦虚寒，从现在临床角度来看，是腹主动脉及髂动脉痉挛导致动脉血流受阻，导致脐下悸动，重则气上冲胸，甚至上冲咽喉，发作欲死。

临床上这类的病非常多见。病人常伴有恐惧感、濒死感，类似于心绞痛，口袋里经常备有异山梨酯、硝酸甘油、丹参滴丸，一旦发作就吃这类药，然后打120急救电话，到了急救室抢救，什么病也检查不出来，也没有任何器质性病变，过段时间同样的事情再次发生，反反复复。最后医院诊断为心血管神经官能症。笔者在临床上经常使用桂枝加桂汤治疗这类病人，往往一两剂而愈。

《金匮要略》中列专篇讨论这个病，说明这个病在古代也是常见病、多发病。关于奔豚气的病因病机，张仲景交代得非常清楚："病奔豚，有吐脓、火邪、惊怖，皆从惊恐得之。"因此，我们可以看出，心理因素是非常重要的一个发病因素了。

奔豚汤的药物组成中没有桂枝，但是我们经常说桂枝有平冲降逆、治疗奔豚气的作用。《金匮要略》中的奔豚气病，张仲景不仅去掉桂枝，还使用了黄芩、李根皮、葛根等凉药，以及芍药、当归、川芎这种解除平滑肌痉挛、活血通络的药，所以我们需要对这两个方剂的方证进行鉴别。

桂枝加桂汤，寒为病因，是下焦虚寒引起的腹主动脉痉挛，导致血流阻力增加，引起的脐下悸动。奔豚汤的脐下悸、气上冲胸、上冲咽喉，伴随了一系列的热象，这是和桂枝加桂汤病机的区别点。

奔豚汤，腹主动脉的痉挛还伴随有胃肠平滑肌痉挛，因此除了腹痛，还有喜呕、上冲咽喉等胃气上逆的症状。胃气上逆也是胃肠平滑肌痉挛的表现，所以张仲景在方子里就加入半夏、生姜，降胃气、止呕。腹主动脉、胃肠道平滑肌的痉挛，也引起了上腔动脉的痉挛。上腔动脉的痉挛，阻滞了心脏向头部供血，就出现了大脑供血不足的一些症状，如发作欲死、一过性的意识丧失等。另外，由于上腔动脉的痉挛，整个心脏排血受阻，胸腔内出现了大量瘀滞，郁而化热，表现为烦热、寒热往来、胸烦等症状。

张仲景就使用葛根、芍药、当归、川芎，解除上腔动脉痉挛引

起的脑动脉供血不足，同时还能改善心脏的血液循环；用黄芩、李根白皮清热除烦，解除胸腔瘀滞引起的寒热往来、胸中烦等症状。因此奔豚汤治疗的是偏热引起的奔豚，桂枝加桂汤治疗的是下焦虚寒引起的奔豚。不能一看到奔豚、气上冲胸，就只想到用桂枝加桂汤；同样是气上冲胸，引起了严重的意识丧失、发作欲死，但是伴有胸腔内大量瘀血阻滞、热郁胸中的情况，这时是不能用桂枝的。桂枝加桂汤治疗奔豚，奔豚汤也治疗奔豚，一寒一热，临床需仔细辨别。

《千金方》中还记载了一个奔气汤，也是治疗奔豚的。这种奔豚，主要以胃肠道的症状为主，方药组成为半夏、桂枝、吴茱萸、甘草、人参，即以吴茱萸汤平冲降逆，治疗胃气上冲。

三个方剂治疗的奔豚病各有差别：桂枝加桂汤证，主要以下焦动脉痉挛为病因；奔气汤证，主要以下焦动脉和胃肠平滑肌痉挛为病因，以胃肠道症状为主要临床表现；奔豚汤证，主要是上腔动脉的痉挛，引起了大脑局部动脉的缺血、缺氧，还伴有大量的心脏血液不能外排、瘀滞于胸形成的瘀热。所以在临床上一定要仔细鉴别这三个方子，否则会造成误治，出现不良后果。

二、桂枝加芍药汤

桂枝汤的类方，原本都是桂枝汤证，但经汗、吐、下误治后，导致了桂枝汤的变证。《伤寒论》中桂枝汤类方非常多，经过初步统计，有百分之八十五以上的桂枝汤类方证，都是桂枝汤误治形成的。现在有医生说："桂枝汤谁都会用。"但在张仲景那个时代，可不是这样。桂枝汤导致的变证，是太阳病篇中救逆、变证的重点内容。

《伤寒论》第 279 条："本太阳病，医反下之，因尔腹满时痛者，属太阴也，桂枝加芍药汤主之；大实痛者，桂枝加大黄汤主之。"桂枝汤证误治以后，由原来的太阳中风证变为太阴证，形成了桂枝加芍药汤证。芍药加至六两，主要目的是解决胃肠平滑肌痉挛引起的腹痛。胃肠平滑肌痉挛引起的腹痛、子宫收缩引起的疼痛及腓肠肌的痉挛引起的疼痛，张仲景都是用芍药来治疗的，所以芍药的主要作用就是解痉止痛。

桂枝加芍药汤证还需要和小建中汤证进行鉴别，因为这两个方子非常类似，而且饴糖在医院里也非常少用，所以大部分医生使用的都是桂枝加芍药汤了。在张仲景的时代，这两个方子是有区别的，不单单指方子的命名不同，所治的主症也有区别。

《伤寒论》第100条："伤寒，阳脉涩，阴脉弦，法当腹中急痛，先与小建中汤。"第102条："伤寒二三日，心中悸而烦者，小建中汤主之。"《金匮要略》血痹虚劳病篇说："虚劳里急，悸，衄，腹中痛，梦失精，四肢酸疼，手足烦热，咽干口燥，小建中汤主之。"
小建中汤是桂枝加芍药汤加胶饴一升，治疗腹中急痛、痉挛，但是这种疼痛比较缓，所以加饴糖，作用更持久。桂枝加芍药汤也治疗腹痛，但是腹痛很急，一会儿一痛，疼痛剧烈，而且疼痛得比较急，所以不能加饴糖。

关于《伤寒论》中第102条的小建中汤治疗"心中悸而烦"，《金匮要略》中小建中汤治疗"心下悸，烦，热，咽中干燥"，我想多说两句。例如，《伤寒论》第29条："伤寒，脉浮，自汗出，小便数，心烦，微恶寒，脚挛急……作芍药甘草汤。"是用芍药甘草汤治疗脚挛急的，其余症状皆是脚挛急引起的继发症状。同理，小建中汤也主要是解除胃痉挛，其余的"心下悸烦，小便数，脉浮"等症状，都是由于胃肠肌痉挛引起的继发症状，不是芍药证，三部六病称这些症状为越部证。

三、桂枝汤去芍药类方

桂枝汤证误治以后，出现了脉促胸满，这时就要去掉芍药，即桂枝去芍药汤。第21条："太阳病，下之后，脉促，胸满者，桂枝去芍药汤主之。"因此我们可以看出，脉促胸满是芍药的一个禁忌证。现代药理研究表明，芍药含有 Fe^{3+}，对于心律不齐、心动过速有明显影响。同时芍药还能抑制迷走神经，缓解膈肌、胃肠平滑肌的痉挛，可以增加心率，所以心率过快也是芍药的禁忌证。第21条后半句："若微恶寒者，桂枝去芍药加附子汤主之"这是桂枝汤误治后，出现了心衰。我们需要明确一下"微恶寒"，微是指脉微，恶寒是指背恶寒，所以第21条后半句改为"若脉微，背恶寒者，桂枝去芍药加附子汤主之"。

《伤寒论》第112条："伤寒脉浮，医以火迫劫之，亡阳，必惊狂，卧起不安者，桂枝去芍药加蜀漆牡蛎龙骨救逆汤主之。"这条也是桂枝汤证误治的变证。以方来测证，桂枝去芍药，必定有"脉促胸满"一症；加蜀漆，条文中应该补入一个蜀漆证，蜀漆治疗的发热类型是"发热寒战，一日五六次发"。所以整个方子应该补入"脉促胸满，发热寒战，一日五六次发"，这样才能方证对应。

《伤寒论》第64条："发汗过多，其人叉手自冒心，心下悸，欲得按者，桂枝甘草汤主之。"桂枝甘草汤也是桂枝去芍药汤的一个类方，"心下悸，欲得按"是桂枝汤证误汗后出现的，所以心悸也是芍药的一个禁忌证。第118条："火逆下之，因烧针烦躁者，桂枝甘草龙骨牡蛎汤主之。"这条有"烦躁、心动过速"，所以也不能用芍药。

还有几个方子也都是桂枝去芍药汤的类方，如茯苓桂枝大枣甘草汤、茯苓桂枝白术甘草汤、茯苓甘草汤、五苓散等，这些方子都是桂枝汤误治形成的变证，张仲景去掉芍药，也是因为有脉促胸满、心动过速的症状。

第65条："发汗后，其人脐下悸者，欲作奔豚，茯苓桂枝甘草大枣汤主之。"这个方子就是桂枝甘草汤证加茯苓甘草汤证。我们再参考第365条："伤寒厥而心下悸，宜先治水，当服茯苓甘草汤，却治其厥。不尔，水渍入胃，必作利也。"从这里面我们可以看出，使用大剂量饮水误治以后，桂枝汤证出现了变证。由于血容量过大，加重了心脏的负担，导致了心衰、手足厥逆。如果血容量中多余的水邪不能从小便走，就会重新回到胃肠道而出现下利。张仲景使用茯苓甘草汤，将血循环中过多的水邪从小便利掉，防止出现太阴虚寒的下利。这也说明，张仲景对水液循环途径的认识是非常清楚的。

"伤寒，若吐，若下后，心下逆满，气上冲胸，起则头眩，脉沉紧，发汗则动经，身为振振摇者，茯苓桂枝白术甘草汤主之。"其中"脉沉紧"，"紧"是数的意思，是和"缓"相对而言的，这里指脉跳得快，因此不能用芍药；"头眩"是一个白术证的症状。我们再来看第82条："太阳病发汗，汗出不解，其人仍发热，心下悸，头眩，身𥆧动，振振欲擗地者，真武汤主之。"也是太阳病桂枝汤证，误用了汗法。

真武汤和茯苓桂枝白术甘草汤，虽然两者的症状类似，但组方略有差别，前者有芍药，后者无芍药。真武汤中有芍药，因其脉缓、不数、不紧、不浮；茯苓桂枝白术甘草汤中无芍药，因其脉紧、数，所以不能使用芍药。

真武汤中去掉了桂枝、甘草。去掉甘草好理解，因为真武汤证有水肿的症状，而甘草有钠潴留的不良反应，不利于水液排出。两者的症状类似，那么真武汤为什么去掉桂枝呢？这是需要我们讨论的一个问题。我们参考第28条："服桂枝汤或下之，仍头项强痛，翕翕发热，无汗，心下满，微痛，小便不利者，桂枝去桂加茯苓白术汤主之。"这一条去桂和真武汤去桂的原因相同。

桂枝去桂加茯苓白术汤，刘渡舟老先生将这个方剂称作"茯苓芍药白术甘草汤"，他在书里说："踏破铁鞋无觅处，得来全不费功夫，我追求的苓芍术甘汤，正是桂枝去桂加茯苓白术汤啊！"他还说："苓桂术甘汤旨在通阳，治胸满心悸；苓芍术甘汤旨在和营利水，治心下满、胃疼、小便不利。"但是他仍然没有回答为什么要去桂枝。

关于去桂的原因我们来看看张仲景桂枝去桂的类方。我们刚才谈了第 28 条，即去掉桂枝，历代医家在讨论这一条的时候，也非常费周折，他们纠结于是去桂还是去芍药。吴谦等人就主张去芍药，这样和苓桂术甘汤就没区别了。有人主张去桂枝，如唐容川先生，他将第 28 条与第 71 条的五苓散相互参照，说："桂枝宣太阳之气，气达之，水之下行则小便利也。此方是太阳之水不能下行，故去桂枝，重加苓术以行太阳之水，水下行则气之外达，而头疼、发热等证则解。"

我刚学习第 28 条的条文，也不懂它在说什么。学习这个条文，我们必须回答两个问题：第一为什么要服桂枝汤；第二为什么用下法。

第一为什么要服桂枝汤？服桂枝汤，无外乎两种情况，第一种情况，原本就是桂枝汤证；第二种情况，类似于桂枝汤证，但又不是桂枝汤证，服桂枝汤就属于误治了。我更倾向于第二种情况，因为"头项强痛，翕翕发热"类似于桂枝汤证，但又无汗，就证明不是桂枝汤证。

第二为什么要用下法？仅仅是因为心下满，微痛吗？本条既然误用了下法，就说明本证应该有大便不利或是大便干的情况，否则医生是不会误用下法的。如果是阳明胃家实的大便难，则不应该用健脾燥湿、利小便的白术，只能说明此处的"大便干"是个假象。此处的"大便干"应该是所谓的"脾虚便秘"，即大便初硬后溏。所以心下满，微痛和小便不利都是芍药证，都是由于太阴虚寒、胃肠痉挛所导致的，它的机理和第 82 条的真武汤是相同的。

桂枝去桂加茯苓白术汤，去桂的奥秘藏在第 174 条的桂枝附子汤中。桂枝附子汤与第 21 条的桂枝去芍药加附子汤的药物组成相同，但量上有区别。我们就从这两条来比较，看看张仲景去桂的重点在什么地方。

"伤寒八九日，风湿相搏，身体疼烦，不能自转侧，不呕不渴，脉浮虚而涩者，桂枝附子汤主之。若其人大便硬，小便自利者，去桂加白术汤主之。"讲完桂枝附子汤，后面紧接着又说"其人大便硬，小便自利者，去桂加白术汤主之"，意思是若小便不利，就应该加茯苓、白术，所以煎服法中就说"加桂、去桂为一方二法，以大便硬、小便自利者去桂，以大便不硬、小便不利者当加桂"。第174条就说明了什么情况下要去桂，什么情况下要加桂，这就看出了桂枝的适应证和禁忌证。

接着我们再来看第238条，就会明白什么是桂枝去桂的"大便硬"了。第238条："阳明病，下之，心中懊侬而烦，胃中有燥屎者，可攻。腹微满，初头硬，后必溏，不可攻之。若有燥屎者，宜大承气汤。"第238条的"阳明病"，实际上指阳明中风的桂枝证，需要和承气汤证鉴别。如果大便为燥屎，则可用下法；若大便初硬后溏，则用桂枝去桂加茯苓白术汤。所以桂枝去桂的"大便硬"指大便初硬后溏。

《伤寒论》中桂枝去桂的类方也非常多，如芍药甘草汤、芍药甘草附子汤等，这些方子都是不能加桂枝的。从第68条来看，芍药甘草汤可以加附子是因为阳虚。那么阳虚都可以加附子，按常理来说，也应当能加桂枝，但是为什么没有加桂枝呢？不能加桂枝，就是因为大便干，而且是初头硬后溏，属于"脾虚便秘"，这种便秘可加茯苓、白术，就是不能加桂枝，这就是桂枝汤加桂和去桂的一个重要区别点。

四、桂枝新加汤

《伤寒论》第62条："发汗后，身疼痛，脉沉迟者，桂枝加芍药生姜各一两人参三两新加汤主之。"这条也是桂枝汤的误治，误汗以后出现了身疼痛、脉沉迟。从这条还可以看出"芍药证"，脉象为沉为迟，张仲景用了芍药；若脉紧、数，张仲景肯定不加芍药了。《伤寒论》中还有很多条文可以证明芍药证、桂枝证，这里就不一一介绍了。

227

《伤寒论》讲论　第十章　桂枝类方的临床应用

桂枝新加汤还有一个很特殊的地方，一般的桂枝汤加芍药，主要是治疗太阴证，如桂枝加芍药汤、小建中汤等都是治疗太阴虚寒证的，但这条是治疗"脉沉迟"之少阴虚寒的情况。所以桂枝加芍药、生姜各一两，主要作用于半表半里；方中还加了人参三两，所以条文中应补入"心动悸"一症，全方共奏治疗半表半里虚寒之少阴证的功效。

《伤寒论》中，桂枝加芍药共有三种情况，桂枝、芍药等量，治疗太阳中风的表虚寒证；芍药倍于桂枝，即芍药六两，桂枝三两，治疗里部太阴虚寒证，并伴有腹中痛；桂枝汤加芍药一两，此时既不治表虚寒证，也不治里虚寒证，而是治疗半表半里的虚寒证。

五、五苓散

《伤寒论》第71条："太阳病，发汗后，大汗出，胃中干，烦躁不得眠，欲得饮水者，少少与饮之，令胃气和则愈。若脉浮，小便不利，微热消渴者，五苓散主之。"桂枝汤大汗，误汗以后形成五苓散证，五苓散也是去芍药的。

后世很多医家都说五苓散证是太阳膀胱蓄水证，这是一个误导，实际上五苓散证与饮水疗法是密切相关的。桂枝汤证是虚寒证，并伴有自汗，医生误用汗法导致病人大汗，随后就出现了口干、胃中干等脱水的症状，所以病人就特别想喝水。如果令病人少少饮水，就可以补充身体津液，胃气也可以得到恢复；若饮水过多，就会形成五苓散证。

我在一开始讲的桂枝汤证也好，太阳中风证也好，都是虚寒证。如果大量饮水、饮冷水，水不仅不能被胃肠道快速吸收，而且会形成胃肠道的蓄水证。由于大量发汗出现组织间脱水，水喝得少一点，组织吸收后症状就会好转。如果一次性大量饮水，就会影响胃肠道的吸收功能，胃肠道不能吸收水，而且易形成胃肠道的积水。此时大汗导致组织缺水，胃肠道的水又不能被吸收，所以口渴进一步加重，就出现消渴。出现消渴以后，组织又缺水，大脑中枢收到缺水的信号，继续要求喝水，此时胃肠道又积水，胃肠道的水又不能被吸收入血，这样就形成恶性循环。组织间缺水，大脑又发出"要喝水"的信号，就出现了"水逆"证。

另一方面，由于水分丢失且口渴，大脑就分泌抗利尿激素，膀胱被抑制了，所以就形成了小便不利。这时还有微热、脉浮等症，其实这些症状都是假象。张仲景用五苓散治疗胃肠的蓄水证，而不用五苓汤，也是为了防止药被吐出来。所以张仲景用一个非常好的办法，即用散剂。方中白术健脾燥湿；桂枝温阳行水，有提高胃肠道吸水能力的功能；茯苓、猪苓、泽泻，通利小便，这样整个水液代谢都得到了调整，所有的症状都会改善。所以五苓散证的水是蓄在胃肠道，而不是蓄在膀胱。

五苓散是一个热性的方子，可以治疗太阴虚寒证。桂枝温阳行水，可增加肠道的吸水功能；苍术、白术也都可以增加肠道吸水功能，使得多余的水进入机体的有效循环，所有的症状都会得到缓解。

在临床上，有很多孩子发烧，家长都用凉毛巾、凉水、酒精、冰块给他降温。如果是热实证，比如麻杏甘石汤证、白虎汤证等，使用这些方法就是对证的。如果是表部虚寒证的发烧，如桂枝汤证、太阳中风证，使用这样的方法往往就会造成五苓散证。

特别是桂枝汤证和太阳中风证，都属于虚寒证，都有口干燥的假象，喝水多以后不仅能抑制胃肠道的功能，而且会出现组织间的缺水，如果再误汗，还会加重组织间缺水，形成恶性循环。

上面和大家分享了桂枝汤类证，什么时候加桂，什么时候去桂，什么时候加芍药，什么时候去芍药，用桂枝汤误治后的变证。因此我们不要小看了桂枝汤证、太阳中风证，太阳病三篇中的很多条文都是桂枝汤误治造成的。因此临床医生若能够辨清桂枝汤证，已经是非常了不得的医生了。

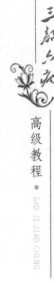

第十一章　麻黄汤的临床应用

提到麻黄汤，就离不开太阳伤寒证，就像讲桂枝汤离不开太阳中风证一样，两者是如影随形的。因此在讲麻黄汤证之前，我们首先来探讨一下太阳伤寒证。

一、太阳伤寒证

《伤寒论》第 3 条："太阳病，或已发热，或未发热，必恶寒，体痛，呕逆，脉阴阳俱紧者，名为伤寒。"伤寒证是典型的太阳病，其发病时间、欲解时间与太阳时高度吻合。这条的"或已发热"，应改为"或巳发热"，与"或未发热"一样，都是指时间概念，这与第 9 条"太阳病欲解时，从巳至未上"是一致的。第 8 条："太阳病，头疼至七日以上自愈者，以行其经尽故也。"太阳伤寒证的病位在太阳位，症状主要表现在头、身。"以行其经尽故也"的"经"，我之前谈过了，它是一个时间概念，指的是太阳伤寒证的自愈时间，指的是病程。

太阳伤寒证的发病时间是"从巳至未上"，即或巳时发热恶寒，或未时发热恶寒；发病部位在表部的太阳位，以头、身、躯壳等为主。

二、体质辨识

关于太阳伤寒证的发病体质，我在讲桂枝汤的时候也提了一下。

第7条是张仲景对体质学说的一个纲领性的划分，条文说："病有发热恶寒者，发于阳也；无热恶寒者，发于阴也。发于阳，七日愈。发于阴，六日愈。以阳数七、阴数六故也。"张仲景在《伤寒论》和《金匮要略》中多次提到体质因素，比如强人、羸人、盛人、瘦人、风家、喘家、淋家、疮家、衄血家、汗家、冒家、呕家、虚家、惊家、湿家、饮家、渴家、黄家、酒客、中寒家、支饮家、失精家、亡血家等，都是体质因素。

关于体质纲领性的划分，张仲景依据的是"发于阳""发于阴"。我们从"发于阳""发于阴"这两个词，可以看出"体质"是发病的基础条件。"发于"这个词，就是根源、根本、根基的意思。临床实际也证明，人体患病的部位和性质是人体体质和外邪双方共同作用的结果，同时这也是张仲景不以外因分类疾病的原因。《伤寒论》中的伤寒、中风、温病、风温、风湿等都是证候类型，而不指病因。

1. 两种体质状态

第2条："太阳病，发热，汗出，恶风，脉缓者，名曰中风。"第3条："太阳病，或已发热，或未发热，必恶寒，体痛，呕逆，脉阴阳俱紧者，名曰伤寒。"从这两个条文可得知，感受了相同的病邪，前者形成了中风证，后者形成了伤寒证，这就是体质因素所决定的；前者是"发于阴"的阴性体质，后者是"发于阳"的阳性体质。

中风体质：张仲景概括为"阳浮而阴弱、表里俱虚"，由于阳气不固，虚阳外浮与邪抗争，出现了发热汗出、恶风、脉缓等症状。中风体质是阴性体质，是"病发于阴"。阴性体质属于阳虚，发病后容易向太阴、少阴传变。

伤寒体质：张仲景概括为"阴阳俱紧、表里俱实"，由于正盛邪实，出现了发热恶寒、无汗、身痛、呕逆等症状。伤寒体质是阳性体质，是"病发于阳"。阳性体质属于正盛，发病后容易向阳明、少阳传变。

《伤寒论》第8条："太阳病头疼，至七日以上自愈者，以行其经尽故也。"这和第7条的"病发于阳"是相呼应的，即伤寒是"发于阳"的，其病程一般为七天。第10条："风家，表解而不了了者，十二日愈。"这和第7条的"病发于阴"是相呼应的，即中风是"发于阴"的，其病程以六来计数。如果一个六天病不能好，就需要两个六天，即十二天。

如果将伤寒与中风混淆，伤寒证误用了桂枝汤，就会出现变证。张仲景一直教导后人，要仔细鉴别，正如第16条所说的，"若其人脉浮紧，发热汗不出者，不可与之也。常须识此，勿令误也"。也可以看出，张仲景是非常重视体质因素的，伤寒体质就是阳性体质，中风体质就是阴性体质。

2. 病邪影响临床表现

《伤寒论》第11条："病人身大热，反欲得衣者，热在皮肤，寒在骨髓也。"这是阳性体质感受了寒邪，形成的表寒实的麻黄汤证，以发热、恶寒为主要症状。"身大寒，反不欲紧衣者，寒在皮肤，热在骨髓"，这是阳性体质感受了温邪，形成了表里俱热的白虎汤证，以恶热为主要症状。关于这一条，历代医家多以"真寒假热""真热假寒"来辨别。实际上同样是阳性体质，由于感受了不同病邪后，一个形成了伤寒的麻黄汤证，一个形成了温病的白虎汤证。

《伤寒论》第176条："伤寒脉浮滑，此以表有热，里有寒，白虎汤主之。"一般医家认为，这条的"里有寒"应改为"里有热"。第350条"伤寒脉滑而厥者，里有热，白虎汤主之"，可以看出，白虎汤证是表里俱热的热证，会出现热极似阴的手足逆冷。"手足厥冷，反不欲近衣，寒在皮肤，热在骨髓"，描述的是"真热假寒"的白虎汤证，手足厥冷是假象；"病人身大热，反不欲近衣，热在皮肤，寒在骨髓"，描述的是"真寒假热"的麻黄汤证，身体高热是假象，所以麻黄汤证与白虎汤证需要鉴别。

第170条："伤寒，脉浮，发热，恶寒，其表不解，不可与白虎汤。"这条也是提醒大家，注意鉴别麻黄汤证和白虎汤证。麻黄汤证和白虎汤证的患者都是阳性体质，因为感受不同的邪气，一个形成了麻黄汤证，一个形成了白虎汤证，容易混淆。而且麻黄汤证能快速化热，形成寒包火的大青龙汤证，继而向阳明转化，这样两者就更容易混淆，所以需要鉴别。

关于温病的特点，《伤寒论》中已经讲得很清楚了。第6条："太阳病，发热而渴，不恶寒者，为温病。若发汗已，身灼热者，名风温。风温为病，脉阴阳俱浮，自汗出，身重，多眠睡，鼻息必鼾，语言难出。"如果使用麻黄汤治疗温病，就是以热治热，属于误治，就会形成风温。同样是阳性体质，感受了不同的邪气，可以形成麻黄汤证，也可以形成白虎汤证，所以温病和伤寒是需要鉴别的。如果误治了，张仲景说"一逆尚引日，再逆促命期"，由此来看，在张仲景时代，已经形成了一套治疗温病的方法。

3. 六类体质划分

前面我讲了一些关于体质的内容，张仲景依据"发于阳""发于阴"，将体质分为阳性体质、阴性体质。临床上我们将麻黄附子细辛汤证称为两感伤寒、少阴直中，这就说明某种体质"无需传变"，一发生病变，就直接病到少阴了。在临床上，这种病人很常见，如一感冒就是少阴证、一感冒就是阳明证、一感冒就是柴胡证，不一定非要经过一个传变的过程。同时也说明，体质类型需要进一步来细划，"发于阳、发于阴"只是一种大概的划分。

按照仲景这种三阴三阳的归类方法，我们可以将人体的体质类型分为六大类。"发于阳"的阳性体质，可细化为太阳体质、阳明体质、少阳体质。也就是说太阳体质的人一得病，就是太阳温病麻杏甘石汤证；少阳体质的人一得病，就是白虎汤证、黄芩汤证；阳明体质一得病，就是阳明证调胃承气汤证，特别是儿童。"发于阴"的阴性体质，可以细化分太阴体质、少阴体质、厥阴体质。也就是说

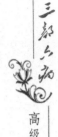
太阴体质的人一得病，就是太阴证理中汤证；少阴体质的人一得病，就直中少阴；厥阴体质的人一得病，就容易直中厥阴，如桂枝汤证。体质类型细化以后，就有利于健康档案的建立，会大大避免误诊、误治。

例如，我们有这样一种病人群，如果他们都是少阴体质，那他们来就诊的时候，我们首先考虑的是麻黄附子细辛汤证；如果他们都是厥阴体质，即中风体质，那么他们每次的感冒，基本上就是桂枝汤证。

张仲景三阴三阳划分的体质辨证思路是非常科学的一种划分方法，这样在辨证中也不容易出现误差。我们正常人体在没有得病的时候，就已经有六种基础生理体质。人体一旦感受病邪，就容易向六病的方向发展。例如，阳明体质的人平时就大便干结，那么他一旦得病，就容易向阳明证发展。小儿通过吃七珍丹、王氏保和丸来通腑泄热，达到退烧的目的，其他体质以此类推。

三阴三阳的体质划分，对于三阴三阳的辨证论治是非常有帮助的。体质因素是一个非常重要的参考因素，比如有时候给"老病号"看病，通过电话，不需要看舌象、摸脉象，也能开出方子，而且效果也很好，这就是参考的体质因素。

这里我们需要注意，体质因素不是唯一的，也不是一成不变的。相同体质感受不同病邪的时候，就会出现不同的方证。《伤寒论》第92条"病发热，头疼，脉反沉，若不瘥，身体疼痛，当救其里，宜四逆汤"，这就是一个少阴体质。如果大家都能掌握这六类体质辨证，对于临床来说也是一种很好的帮助。

三、《伤寒论》并非只治伤寒证

在张仲景时代，医生普遍使用"热者寒之""寒者热之"的治疗原则，即热病用凉药、寒病用热药，因为这些都很好掌握。所以，这些治疗方法，张仲景在《伤寒论》中都没有做重点讨论。如《伤寒论》中一开始的热病、温病、麻黄杏仁甘草石膏汤证、越婢汤证等，张仲景都是通过误治的例子，将这些方证引了出来。如第63条、第162条的麻杏甘石汤证，都是通过太阳证误用桂枝汤后引出的；第27条越婢汤证也是以合方的形式出现的。

第34条："太阳病，桂枝证，医反下之，利遂不止，脉促者，表未解也；喘而汗出者，葛根黄芩黄连汤主之。"我在讲桂枝汤证的时候谈过，第34条是一个错讹条文。本条应该是麻杏甘石汤证，而非桂枝汤证。麻杏甘石汤证误下后，形成的协热下利，当时使用辛凉苦寒药是一个普遍现象。张仲景可能也是考虑到当时的医家们都很熟悉"热者寒之"的治病原则，都普遍使用凉药治疗温病，所以就没有专门讨论寒凉剂。

在仲景时代，一般的医生都会使用凉药而不会使用温药，或者不敢使用热药来治疗发热病。没有掌握好热药或者滥用热药，都会出现很多变证、坏证。张仲景纠正时弊的做法，和现在"扶阳学派"的兴起是一个道理。张仲景将伤寒与温病进行对比，强调热药的使用，在今天仍然具有现实意义。但是如果今天放弃中医辨证论治，过分使用辛温燥热之剂，这也要引起当今中医界的警醒。我们不能矫枉过正，要避免从过度使用凉药发展到过度使用热药，"两个过度"都是不对的，张仲景鉴别伤寒与温病的目的，就是要说明这个问题的。

四、太阳伤寒证和太阳证的鉴别

太阳伤寒证不是太阳证，那什么是太阳证呢？张仲景在《伤寒论》第1条就讲了，"太阳之为病，脉浮，头项强痛而恶寒"，太阳证是表阳证、表热实证。

太阳中风证，为表虚寒证，用桂枝汤治疗；太阳伤寒证，为表寒实证，用麻黄汤治疗。那么在太阳中风证和太阳伤寒证之间，应该存在一个表热实证、太阳证。在《伤寒论》中，张仲景给出了条文，即《伤寒论》第 1 条，但是没有给出治疗方剂。

刘绍武先生苦苦追求一生，开始他以葛根汤作为治疗太阳证的方剂，但总是觉得有些欠妥。因为葛根汤是桂枝汤加葛根、麻黄构成的，虽然葛根量非常大，但整个方剂还不是辛凉解表剂。后来刘老用麻杏甘石汤加葛根，他自己组合了一个太阳证的主方，来解决临床中的一个巨大缺陷。临床上，只要能见到头疼、发热、恶寒、无汗、脉浮或咳喘的这种表热实证，就可以大胆使用，并且疗效肯定，而且不容易形成误治。如果一个表热实证，你没有辨清楚，使用了麻黄汤后，就会出现很多变证；如果使用麻杏甘石汤加葛根，就可以避免误用热药引起的变证。

五、伤寒传变

提到太阳病伤寒证，还有一个问题是绕不开的——伤寒传变，这个问题历来争议就比较大。

前面我提到了《伤寒论》的两种体质，一个是"发于阳"的伤寒体质，一个是"发于阴"的中风体质，这两种体质的传变、转归是不同的。《伤寒论》第 131 条就说明了这个问题。条文说："病发于阳，而反下之，热入因作结胸；病发于阴，而反下之，因作痞也。所以成结胸者，以下之太早故也。结胸者，项亦强，如柔痉状，下之则和，宜大陷胸丸。"

《伤寒论》第 4 条："伤寒一日，太阳受之，脉若静者，为不传；颇欲吐，若躁烦，脉数急者，为传也。"第 5 条："伤寒二三日，阳明、少阳证不见者，为不传也。"这两条都涉及了太阳伤寒证传变的问题。太阳伤寒证传与不传，虽然与病程有关，但是如何传，具体还要受到体质类型、病邪特征、治疗是否恰当等多种因素的影响。所以张仲景在《伤寒论》中，是否定"日传一经"的说法的，否定"太阳传阳明，阳明传少阳，少阳传太阴，太阴传少阴，少阴传厥阴"这种机械化的传变方式的。

关于传变的问题，这是学习《伤寒论》的一个热点和难点。在三阴三阳六证传变的问题上，刘老也有过相关论述。在这里，我就引用刘老的一些论述，来和大家分享。恩格斯说："转化过程是一个伟大的过程，对自然界的全部认识，都综合于这个认识过程中，这样一种认识构成了辩证自然观的核心。"三阴三阳代表着性质不同的六个症候群，这是按照客观事实给予的一个哲学性的划分。转化是事物的一个普遍规律，也是疾病发生发展的基本规律。事物在转化过程中，正如《矛盾论》中所说："对根本矛盾所规定和影响的许多大小矛盾中，有些是急发的，有些是暂时地、局部地解决了或者缓和了，又有些是发生了，因此矛盾就显示出阶段性来。"三阴三阳每一个过程，只是某一阶段显示其病性，并不是永远保持其病性的。因此，疾病经过时间的推移和治疗的过程，可以使病情治愈或者恶化。这种治愈或恶化的过程，就是疾病的转化。

自然界没有一成不变的事物，事物的发生、发展、转化过程显示出事物的阶段性来。三阴三阳六证，是机体与病邪相斗争在各个阶段的具体反映，转化是多方面的，形式是多样的，有单纯性转化，也有复杂性转化。

1. 六证的单一转化

六证的单一转化有四种形式，即阳证转化为阳证、阴证转化为阴证、阳证转化为阴证、阴证转化为阳证。

如《伤寒论》第220条："二阳并病，太阳证罢，但发潮热，手足漐漐汗出，大便难而谵语者，下之则愈，宜大承气汤。"这条是太阳证转化为阳明证，即阳证转化为阳证的例证。第296条："少阴病，吐利躁烦，四逆者死。"这条是少阴证转化为厥阴证，即阴证转化为阴证的例证。第187条："伤寒脉浮而缓，手足自温者，是为系在太阴。太阴者，身当发黄，若小便自利者，不能发黄；至七八日，大便硬者，为阳明也。"这条是太阴证转化为阳明证，即阴证转化为阳证的例证。第279条："本太阳病，医反下之，因尔腹满时痛者，

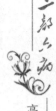

属太阴也，桂枝加芍药汤主之；大实痛者，桂枝加大黄汤主之。"这条是太阳证转化为太阴证，即阳证转化为阴证的例证。

2. 六证的复合转化

在《伤寒论》中，六证之间还有一种转化形式——复合转化，就是单一证转化为寒热错杂的复杂证。如第357条："伤寒六七日，大下后，寸脉沉而迟，手足厥逆，下部脉不至，喉咽不利，唾脓血，泄利不止者，为难治，麻黄升麻汤主之。"从这个条文中，我们可以看出，伤寒大下后出现的"手足厥逆，下部脉不至"是厥阴证；"喉咽不利，唾脓血"是少阳证；"泄利不止"是太阴证。这就是单一证误治后，转化成了复杂的合病，即厥阴少阳少阴合病。

3. 影响六证转化的因素

在六证的相互转化中，有不需要条件的自动转化，也有需要条件的被动转化，这种条件一般指汗、吐、下等误治。

如第149条："伤寒五六日，呕而发热者，柴胡汤证具，而以他药下之，柴胡证仍在者，复与柴胡汤。此虽已下之，不为逆，必蒸蒸而振，却发热汗出而解。若心下满而硬痛者，此为结胸也，大陷胸汤主之。但满而不痛者，此为痞，柴胡不中与之，宜半夏泻心汤。"这条中，"呕而发热"的症状，通过误下后，会出现三个不同的情况：第一，误下后，没有转化，还是柴胡汤证，可以继续用小柴胡汤治疗；第二，误下后，转化为陷胸汤证，用大陷胸汤治疗；第三，误下后，转化为寒热错杂的痞证，就用半夏泻心汤治疗。同样的一个证，由于体质因素不同，误治后会出现三种不同的情况。这就说明疾病的证候转化，一个是取决于机体的盛衰，另一个还取决于治疗的正确与否。

上述就是张仲景用一些生动活泼的病例，给我们讲述六病的转化。张仲景已经完全否定了这种机械的、单一的"日传一经"之说，因为临床上，这种机械性的转化也与事实不符，所以仲景时代的医者就已经否定了这个观点。

六、麻黄汤证

太阳病伤寒证，不仅仅是一个麻黄汤证，还可以有其他的汤证，如大青龙汤证。也就是说，太阳伤寒证，麻黄汤可以主之，但不能说太阳伤寒证就等于麻黄汤证。太阳伤寒证和麻黄汤证这两个概念有重合，但不是绝对相等的。

第35条："太阳病，头痛发热，身疼腰痛，骨节疼痛，恶风无汗而喘者，麻黄汤主之。"第46条："太阳病，脉浮紧，无汗，发热，身疼痛，八九日不解，表证仍在，此当发汗。服药以微除，其人发烦目瞑，剧者必衄，衄乃解。所以然者，阳气重故也。麻黄汤主之。"第55条："伤寒脉浮紧，不发汗，因致衄者，麻黄汤主之。"
这三条都是典型的麻黄汤证。

1. 麻黄汤的组成

麻黄汤共四味药：麻黄、桂枝、杏仁、甘草。从方剂的组成来看，杏仁是治咳喘的。我刚才讲了，麻黄汤治疗的是太阳伤寒证，治疗范围涉及了呼吸、涉及了肺。《神农本草经》中记载，麻黄可以治疗中风、伤寒、温病等，指的是麻黄和不同药物配伍，形成了不同的方证，它才可以治疗中风、伤寒、温病。《伤寒论》中，讲的是方剂，而不是药物，所以我们不能形成"讲麻黄，就是伤寒"的惯性思维。

2. 麻黄汤证

麻黄汤证，是与肺及呼吸系统密切相关的一个方证。麻黄汤是发汗剂的一个代表方剂。中医的八法，包括汗、吐、下、和、温、清、消、补，汗法是八法中的第一法，是中医的一个治疗大法。汗法，就是通过发汗来达到治疗目的；汗不出，病是不能消除的，也不能达到治疗效果。张仲景时代，只要能够使人体发汗的方法都叫汗法，如熏法、蒸法、火法等。

麻黄汤四味药，包含两个方子。一个是麻黄桂枝甘草汤，用于治疗发热恶寒、头痛、身疼；一个是麻黄杏仁甘草汤，即后世《太平惠民和剂局方》记载的三拗汤，用于治疗鼻塞、恶寒、无汗而喘满。

只要有麻黄汤证，如不出汗、发热恶寒、身疼腰痛，就可以大胆地使用麻黄汤治疗。不要一看到局部的红肿，就认为是热证。其实红肿有时是一种无菌性炎症，但也属于麻黄桂枝证。今天的中医，有时候还不如一个西医大夫，一个西医大夫从来没有因为关节的红肿发热、恶寒，就不敢使用消炎镇痛这类抗炎解热镇痛药。

《伤寒论》中，麻黄最大的使用量为六两。以越婢汤为例，患者出现了恶风、一身悉肿、脉浮不渴、续自汗出、无大热的症状，就用越婢汤治疗。越婢汤是治疗中风、汗出的，所以"看到出汗，就不能用麻黄"是一个错误的观点。麻黄和石膏配伍，即使有汗，也可以使用；麻黄和桂枝配伍，目的就是发汗，所以我们要了解麻黄汤中的配伍。

这里我要强调两点，第一点，麻黄汤的发汗、解热、镇痛作用，必须和桂枝配合才能完成。第二点，麻黄汤治疗发热、恶寒、身疼痛的作用，类似于西药中消炎解热镇痛药的作用。麻黄汤就相当于抗炎药，而不是抗菌药，所以我们不要因为患者有红肿热痛就不敢使用麻黄、桂枝。因此中医不要被诸如假的发烧或者关节的红肿热痛这样一个热象所迷惑。中医所说的热证不是发热、发烧，而是指热证的所有临床表现，所以中医一定要区别开热证和热象。麻黄的消炎、解热、镇痛、发汗作用，中医辨证应该是表寒实证，所以不要一看到发热，就不敢使用辛温药，寒证同样可以表现为发热。

3. 麻黄汤的煎服法

为什么要先煎麻黄，去上沫呢？现在研究证明，麻黄中的麻黄碱能兴奋人的交感神经，有加快心跳、升高血压的作用，所以心跳较快、心动过速的病人要尽量避免使用麻黄。临床上遇到这类患者，多以苏叶代替麻黄。

七、麻黄汤证的鉴别

1. 与小柴胡汤证的鉴别

两者都有发热、恶寒的症状，但麻黄汤证的发热恶寒与小柴胡汤证的寒热往来是不同的。第37条也好，第231条也好，只要伴随喘而胸满的症状，就是麻黄汤，这是很好区别的。麻黄汤证的发热、恶寒是同时并见的，发热是他觉症状，即医生感觉患者体温很高；恶寒怕冷是自觉症状，即患者感觉很冷。小柴胡汤的发热、恶寒不能同时并见，都是自觉症状，患者感觉一会儿冷一会儿热，发热、恶寒是交替出现的。

2. 与大承气汤证的鉴别

《伤寒论》第36条："太阳与阳明合病，喘而胸满者，不可下，宜麻黄汤。"可以看出，麻黄汤证有"可下"的症状，但是不能用下法；反过来推理一下，大承气汤证也可以出现"喘而胸满"的症状，但是不能用麻黄汤。

麻黄汤的"喘"与大承气汤的"喘"，这是两者需要鉴别的。麻黄汤的"喘"，涉及了肺与皮毛的关系，肺和皮毛都属于表部。大承气汤的"喘"，涉及了肺与大肠的关系。肺与大肠相表里，大肠的腑气不通，会导致肺的气机升降失常，就会出现"喘"，这里就需要用腹诊进行鉴别。

3. 与桂枝汤证的鉴别

麻黄汤证和桂枝汤证很容易混淆，《伤寒论》中记载了很多这样的例子。同时也说明，张仲景那个时代的医生经常分不清楚这两个汤证。如第50条："脉浮紧者，法当身疼痛，宜以汗解之。假令尺中迟者，不可发汗。何以知然？以荣气不足，血少故也。"意思是中风证不可使用麻黄。可以看出，张仲景一直在教导后人，要仔细鉴别这两个汤证。

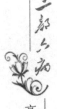

八、麻黄汤的禁忌证

《伤寒论》中第 83 条、84 条、85 条、86 条、87 条、88 条，都是讲麻黄汤的禁忌证。疮家、衄家、亡血家、汗家、咽痛干燥者的治疗原则，都是在区别伤寒和温病的方证，这些方证都属于麻黄杏仁甘草石膏汤证的类方证，都属于温病的范畴。

第十二章　麻黄类方的临床应用

《伤寒论》中的麻黄汤类方有大青龙汤、小青龙汤、葛根汤、麻黄杏仁甘草石膏汤、麻黄升麻汤等。讨论仲景的麻黄汤类方，上述这些方剂还不足以反映麻黄汤类方的全貌，所以我们还会援引《金匮要略》中的一些麻黄剂来说明麻黄汤类方的证治规律。

要全面地把握麻黄剂的临床应用，我个人认为应该掌握以下几个要点。

第一点是麻黄剂的病位问题。麻黄汤是辛温解表发汗剂，此处之"表"，有两个含义，第一个是肌表，第二个是肺。因为肺与皮毛相表里，所以肺也是麻黄剂一个非常重要的病位。

第二点是麻黄剂的属性。麻黄剂中，寒、热、补、泻的属性都有。所以不要一提到麻黄剂，就认为是发汗的、辛温的。如麻杏甘石汤就是辛凉的，小青龙汤是偏补的。

第三点是麻黄剂针对的病机。如伤寒、中风、风寒、水湿、痰饮背后的病机，我们都应该了解。

第四点是麻黄剂的基本方根。麻黄剂中，第一个基本方根是麻黄桂枝甘草汤，第二个是麻黄杏仁甘草汤，还有麻黄附子甘草汤、麻黄石膏甘草汤、麻黄桂枝芍药甘草汤、麻黄五味姜辛半汤等方根。搞清这些方根以后，我们再来研究麻黄剂就有突破口了。

一、大青龙汤

《伤寒论》第38条："太阳中风，脉浮紧，发热恶寒，身疼痛，不汗出而烦躁者，大青龙汤主之。若脉微弱，汗出恶风者，不可服之，服之则厥逆，筋惕肉瞤，此为逆也。"第39条"伤寒、脉浮缓，身不疼，但重，乍有轻时，无少阴证者，大青龙汤发之。"许多医家认为这两条有错讹，因为太阳中风、伤寒与各自条文后面叙述的脉、证、方不相符。

刘绍武先生也认为这两个条文有错讹，并对这两个条文做了简单的修改。将38条的"太阳中风"改为"伤寒"，再加以补充，则为"伤寒，脉浮紧，发热恶寒，身疼痛，不汗出而烦躁者，大青龙汤主之。若脉微弱，汗出恶风者，桂枝二越婢一汤主之"。

1. 大青龙汤证的发病时间

太阳病篇中，大青龙汤证发病的时间特点和麻黄汤证非常类似，误治后也会出现"昼日烦躁不得眠，夜而安静"的特殊症状。我们从三阴三阳六时的角度出发，张仲景将它放在太阳病篇讨论，是有它的时间特点的。再如《伤寒论》中的黄连阿胶汤证，实际上它是一个少阳证，但是张仲景将它命名为少阴病，为什么张仲景要将它命名为少阴病呢？因为它的发病时间在少阴时间段。

2. 大青龙汤的组成

大青龙汤是麻黄汤和越婢汤的合方。麻黄汤有两个方根，即麻黄桂枝甘草汤、麻黄杏仁甘草汤。麻黄桂枝甘草汤针对的病位是肌表，病机是风寒束表，功效是发汗、解表、止痛，针对的主要症状是发热恶寒、无汗、身疼痛。麻黄杏仁甘草汤针对的病位主要在肺，病机是风寒袭肺，功效是宣肺、止咳、平喘。

越婢汤也是两个方根，即麻黄石膏甘草汤、生姜甘草大枣汤。《金匮要略》中，越婢汤主要治疗水气病，即风水、皮水困表。表部水湿停滞，所以将麻黄倍量，来解决水湿困表。《伤寒论》第39条说"大青龙汤发之"，主要用的是越婢汤发汗清热、宣肺利尿的功效。举一个病案，暑湿天，一患者出现四肢麻痹、无力，下半身冰凉不出汗，我考虑到这个情况与第39条症状非常类似，遂处大青龙汤方一剂，患者服药后，汗出津津，一剂而愈。这是在上大学期间，我第一次使用大青龙汤治疗的病案，就是取"大青龙汤发之"之义。

越婢汤中麻黄的用量为六两，比麻黄汤中的剂量还大，因此它发汗的力量就非常强。为了防止大汗、亡阳、亡津液，张仲景用了生姜、甘草、大枣，目的就是护胃气、保津液。

《伤寒论》中没有专门记载越婢汤，原因可能有二：第一是年代久远，丢失了；第二是张仲景那个年代的医生，都知晓这个方剂，所以张仲景没有收录到书中。我们可以参考《金匮要略》中的相关条文，了解越婢汤主治的部位及其功效。《金匮要略》水气病篇记载："当引水流行归于四肢，当汗出不汗出，身体疼痛，谓之溢饮。"溢饮，是水饮停滞肌表，形成肌表四肢的水湿之证。这种病一般出现在暑湿当令时，是水湿压覆卫阳导致的阳郁，所以张仲景要将它与阳虚水湿内泛的真武汤证进行鉴别。《金匮要略》中还记载："风水恶风，一身悉肿，脉浮不渴，续自汗出，无大热，越婢汤主之。""里水，一身面目黄肿，其脉沉，小便不利，故令病水。假如小便自利，此亡津液，故令渴也，越婢加术汤主之。"可以看出越婢汤、越婢加术汤及越婢加半夏汤都是治疗皮水、风水的，病机都是水湿困于肌表，病位涉及机体的皮、毛、筋、骨、肌肉。

越婢汤证需要和麻黄汤证进行鉴别，越婢汤证是表部的热实水郁证；麻黄汤证是表部的寒实证。麻黄杏仁甘草汤病位在肺，麻黄桂枝甘草汤病位在肌表，越婢汤的主要病位也在肌表，所以大青龙汤证的病位涉及肌表和肺，属于一个寒热格拒证。而且大青龙汤的发汗作用，远远大于麻黄汤的发汗作用。临床上，刘绍武老先生一般用大青龙汤治疗麻疹伤寒、耳聋伤寒。《类聚方广义》记载本方主要治疗麻疹，即"脉浮紧，头热，头眩，身体疼痛，喘咳咽痛，不

245

《伤寒论》讲论 第十二章 麻黄类方的临床应用

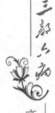

汗出而烦躁者";也治疗眼目疼痛、耳疼,即"风泪不止,迟脉,耳胀,云翳四周或眉棱骨疼痛,或头疼耳疼者"。

二、麻黄杏仁甘草石膏汤(麻杏甘石汤)

很多人一提到麻黄杏仁甘草石膏汤,就容易和越婢汤混淆,因为越婢汤也是个辛凉解表方,两者都是有麻黄、石膏。我刚才也介绍了两者的区别点,即麻黄杏仁甘草石膏汤的作用靶点主要在肺,治疗热壅于肺,临床表现是汗出而喘;越婢汤主要的病位在肌表,临床表现是一身面目黄肿,目的是发越肌表的水湿。

麻杏甘石汤证是表热实证。实际上,麻杏甘石汤有两个方根,即麻黄杏仁甘草汤、麻黄石膏甘草汤。麻黄杏仁甘草汤的作用靶点是肺,麻黄石膏甘草汤作用的靶点是肌表。

我们参考越婢汤,来看文蛤汤。《金匮要略·呕吐哕下利病脉证治》篇中记载:"吐后渴欲得水而贪饮者,文蛤汤主之。"实际上,文蛤汤是越婢汤合了麻黄杏仁甘草汤。麻黄杏仁甘草汤的病位在肺,越婢汤的主要病位在肌表。肌表有水湿停滞,若机体伤津脱液又比较明显时,就会出现口渴的症状,加一味文蛤,就是解决口渴这个问题的。

三、麻黄连轺赤小豆汤

《伤寒论》第262条:"伤寒,瘀热在里,身必黄,麻黄连轺赤小豆汤主之。"麻黄连轺赤小豆汤是越婢汤去石膏加杏仁,即麻黄杏仁甘草汤加连翘、赤小豆、生梓白皮。我们为什么要专门来讨论麻黄连轺赤小豆汤呢?主要在于说明本方证的意义,它能够明确石膏这味药的作用。

那么石膏的作用靶点在什么地方?《伤寒论》教科书及一些临床医生都认为,石膏的作用部位在阳明部位、足阳明胃经。但张仲景使用石膏这味药,主要是清肺热,而不是清阳明部位的热。所以我们要明确，石膏这味药的作用靶点在肺，而不是在阳明胃。麻黄连翘赤小豆汤证没有肺热，所以去掉了石膏，那么这个热到底在哪呢？这个热反而在阳明胃的部位。

麻黄连翘赤小豆汤是黄疸病的初期，伤寒瘀热在里，涉及了肝、胆、胃等。本方证中有胃热，应该加石膏才对，那为什么张仲景却去掉了石膏？本方证有瘀热，随着表证的解除，病情的进一步发展，会出现栀子柏皮汤证、茵陈蒿汤证、小柴胡汤证。而邪热入阳明胃，这些方剂中并没有加石膏，更充分说明石膏的作用靶点不在阳明胃。

因此我们通过这个条文，主要是来讨论石膏的作用靶点。石膏是一味治疗肺热的要药，明确了这一点，我们就好理解麻黄杏仁甘草石膏汤、越婢汤中石膏的作用了。

四、麻黄桂枝芍药甘草汤（葛根汤）

在《伤寒论》中，有两类方剂涉及了这个方根，一类是葛根汤，再一类方剂是桂枝麻黄各半汤、桂枝二麻黄一汤、桂枝二越婢一汤。这两类方剂，都涉及了麻黄、桂枝、芍药、甘草的配伍。在这些方剂中，加桂枝汤与加麻黄桂枝芍药甘草汤的目的是什么呢？这样可以增加麻黄剂补的作用。小青龙汤也是以桂枝汤为基础的，实际也包含了麻黄桂枝芍药甘草汤这个方根。

一提到麻黄，我们的印象就是发汗。如果麻黄、桂枝、芍药、甘草配伍，除了能发汗，还有收敛的作用，所以就有第31条的"太阳病，项背强几几，无汗，恶风者，葛根汤主之"，第32条的"太阳与阳明合病者，必自下利，葛根汤主之"，《金匮要略》中"太阳病无汗而小便反少，气上冲胸，口噤不得语，欲作刚痉，葛根汤主之"。

在《伤寒论》中，麻黄和很多药都配伍过，麻黄和葛根这两味药的配伍，唯独出现在葛根汤这个方剂中。这就需要我们进一步来探讨，什么情况下才能使用葛根？

对于葛根和麻黄的配伍，柯琴就称此为"此于麻、桂二方之间，衡其轻重，而为调和表里之剂也"。所以有人将葛根汤称为太阳温病之方，用以区别太阳伤寒和太阳中风；并说："太阳温病，津液内伤以后，不能注输于脊背，就出现了项背强几几，所以用葛根汤治疗。"

之前，我在讲太阳伤寒、太阳温病的时候，就专门提过刘绍武先生对葛根汤的看法。他将葛根汤定为表部的寒热错杂证，即表部的非阴非阳、非寒非热、非虚非实的寒热错杂证。葛根汤的基础方是桂枝汤，方中桂枝、芍药治疗表部的虚寒证；葛根、麻黄治疗表部的热实证。所以表部的寒热虚实错杂证，就用葛根汤治疗。同时也说明，葛根汤不是治疗太阳温病的方剂。

所以刘老把握了这种麻黄和葛根的配伍，并且组合了一个新的方剂，即麻杏甘石汤加葛根，三部六病重新命名为葛根麻黄汤，就是治疗太阳温病、表热实证的，而且可以兼顾肌表与肺两个病位。后世很多经方医家用葛根汤取代后世的方剂来治疗湿热表证；还有些临床医生，将葛根汤直接等同于藿香正气散，且解热、退热效果确实优于藿香正气散。

麻黄的发越、发汗作用与桂枝汤止汗、敛汗作用的有机结合，最后就形成了葛根汤这样一个非常好的方剂，可以治疗表证的中间状态——寒热错杂证。

五、小青龙汤

《伤寒论》第40条："伤寒表不解，心下有水气，干呕发热而咳，或渴，或利，或噎，或小便不利、少腹满，或喘者，小青龙汤主之。"第41条："伤寒心下有水气，咳而微喘，发热不渴。服汤已，渴者，此寒去欲解也。小青龙汤主之。"《金匮要略》中也有小青龙汤，"病溢饮者，当发其汗，大青龙汤主之，小青龙汤亦主之""咳逆倚息不得卧，小青龙汤主之""妇人吐涎沫，医反下之，心下即痞，当先治其吐涎沫，小青龙汤主之"，咳嗽费力而又咳不出，以及冷哮的"冬月咳而发寒热，水寒袭肺"都是小青龙汤的主治病。

　　临床上，现在大家都经常使用左右手方。如咳嗽、气喘等，因病位都在肺，一定不外乎热证或寒证两种情况。如果是肺热，我们就用麻黄杏仁甘草石膏汤；如果是肺寒，我们就使用小青龙汤，这就是左右手方了。

　　小青龙汤是由桂枝汤加麻黄、五味子、细辛、半夏组成的。小青龙汤有两个方根，一个是麻黄桂枝芍药甘草汤；一个是麻黄五味姜辛夏汤，这个方根的主症是咳嗽、喘急、呕吐涎沫。

　　很多人都在讨论小青龙汤的"心下有水气"，这个水气到底停在什么地方呢？有人认为"心下"指胃，有人认为"心下"指肺。我个人更倾向于后者，即水饮停于肺中。麻黄五味姜辛夏汤能发越肺中之寒饮水气，麻黄杏仁甘草石膏汤能清除肺中之瘀热，这两个是一组对应方剂。

　　谈到小青龙汤，我们不能不提到《金匮要略》中的另外两个方剂——射干麻黄汤和厚朴麻黄汤。这三个方剂的共同点是都有麻黄五味姜辛夏汤这个方根。

　　先来谈谈射干麻黄汤。《金匮要略》中记载："咳而上气，喉中有水鸡声，射干麻黄汤主之。"射干麻黄汤证是寒水停于肺，和小青龙汤证的水气在肺是一个道理。麻黄五味姜辛夏汤这个方根，可去除肺中之寒饮；射干、紫菀、款冬花可消鸣、平喘，消除喉中水鸡声，这样全方可治疗发热、恶寒、咳嗽、喘息、喉中痰鸣、痰多清稀，而且伴胸满甚至不能平卧。

　　治疗哮，临床上也有一个左右手方，射干麻黄汤治疗寒哮，和它对应的另外一个方——厚朴麻黄汤治疗肺热引起的哮。厚朴麻黄汤有两个方根，即麻黄五味姜辛半汤、麻杏甘石汤。麻黄五味姜辛夏汤治疗水饮，麻杏甘石汤治疗肺热。厚朴麻黄汤的病机是水饮停肺，郁而化热，所以加麻黄、石膏、甘草来清肺热，这样使得厚朴麻黄汤成为治热哮之方，和射干麻黄汤形成一个左右手方。

以喘为主时，我们的左右手方是麻黄杏仁甘草石膏汤和小青龙汤；以哮鸣为主时，我们的左右手方是射干麻黄汤和厚朴麻黄汤。临床上只要我们分清楚寒、热，这些方子都是非常好用的。

六、麻黄附子甘草汤

麻黄附子甘草汤是麻黄剂的另一个类型。《伤寒论》第301条："少阴病，始得之，反发热脉沉者，麻黄细辛附子汤主之。"第302条："少阴病，得之二三日，麻黄附子甘草汤主之。以二三日无症，故微发汗也。"第302条的"无症"，指的是没有第301条中的"发热"。

与麻黄附子甘草汤、麻黄附子细辛汤相反的方剂，是麻黄连轺赤小豆汤。麻黄连轺赤小豆汤是表热实证兼半表半里的少阳热；麻黄附子甘草汤是表寒实证兼半表半里的少阴寒，这两个方子又组成一对左右手方。

关于麻黄附子细辛汤、麻黄附子甘草汤的医案，我就不讲了，因为很多经方大家都使用得非常好，这方面的医案也非常多。

七、麻黄升麻汤

麻黄升麻汤是一个非常复杂的麻黄剂类方。《伤寒论》第357条："伤寒六七日，大下后，寸脉沉而迟，手足厥逆，下部脉不至，咽喉不利，唾脓血，泄利不止者，为难治，麻黄升麻汤主之。"麻黄升麻汤的药物组成有麻黄、升麻、当归、知母、黄芩、葳蕤、石膏、白术、干姜、芍药、天冬、桂枝。乍一看这个方子这么乱，它的症状五花八门，组成药物有寒有热，它究竟是个什么证？临床上怎么辨证？而且好多人不会使用这个方。

实际上这个方是张仲景说明合病的一个典型病例。柯琴怀疑第357条不是张仲景的条文，因为张仲景是医圣，不会开出这么乱七八糟的方，同时从侧面也反映出柯琴不会用这个方子。东晋时期的《小品方》中在记载麻黄升麻汤的时候，列出了 23 个病症，更加混乱，因此我们要学会并使用这个方是很难的。

实际上一开始就是太阳病的大青龙汤证，经过误下后形成了厥阴证，出现了手足厥冷、寸脉沉而迟、下部脉不至的症状；同时还造成了泄利不止的太阴证；之后又出现了半表半里的少阳热，表现出咽喉不利、吐脓血的热毒证的症状，这样看来，麻黄升麻汤证是表部厥阴、里部太阴、半表半里少阳的合证。

方中当归、桂枝、芍药、麻黄，是治疗表部厥阴的一组药；白术、干姜、茯苓、甘草温中止泄，治疗里部太阴虚寒；升麻、知母、黄芩、石膏清半表半里少阳之热；天冬、葳蕤，可滋阴清热，治疗热盛引起的阴伤。经过这样的分析，病症和方药都非常规律，这个方子就非常好理解了。

八、关于疑难咳嗽的临床经验

一个好的医生，先不要说你能治疗诸如癌症、尿毒症的疑难杂症，单就临床上常见的咳嗽来讲，要是能百发百中，方方有效，或者说能解决百分之九十五的话，就是一个大医了。

实际上，当我们回顾我们整个医疗生涯，回顾每天治疗的病人，我们每个人心里都是有数的。最起码，我就没有百分之百解决所有的咳嗽，但是通过研究张仲景的《伤寒论》，今天可以和大家分享三类非常难治的咳嗽。

第一类的咳嗽，就是西医诊断的非特异性变异性咳嗽，一咳嗽就两三个月。发病的时候，各种治疗方法都不行，我们治疗的时候，也是偶尔有效，偶尔没效，处于有效、无效之间，并且这个病不是三五剂药就能彻底治好的。后来根据张仲景三阴三阳的辨证思路处方用药，从麻黄剂出发，找到一些好的方法。

这种非特异性变异的咳嗽，病位在表。肺与皮毛相表里，这里

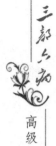

的表主要指肺，而不是指肌表、皮肤。我们沿着这条思路，找到了麻黄杏仁甘草汤、麻黄石膏甘草汤，这两个方合成麻杏甘石汤，但是患者肺热不明显，主要表现为干咳少痰，以咽喉部的刺激性、过敏性的咳嗽为主要表现。石膏主要治疗肺热，但患者肺热不明显，所以用石膏就不合适了。我在这个方子的基础上，参照其他临床医家的经验，对此方加以改造后就收到了很好的效果。

麻黄10g、杏仁15g、连翘20g。因为肺热不明显，但是整个表部还有热，所以用连翘取代石膏。干咳无痰、口燥咽干，加天花粉滋阴、增加呼吸道痰的分泌。排痰，加冬瓜仁20g。中医里讲嗓子干、嗓子痒是有风邪，我们可以加祛风的药，因为在上呼吸道咽部，还没有进入下呼吸道，可以加荆芥10g、蝉蜕5g。这样就形成了一个小方子，麻黄10g、杏仁15g、连翘20g、天花粉20g、冬瓜子20g、荆芥10g、蝉蜕5g，临床上用来治疗这类咳嗽，往往可以收到非常明显的效果，而且基本可以控制病情。

第二类非常难治的咳嗽——间质性肺炎。张仲景在第357条就给我们提示说这个病非常难治。这个病咳嗽的时间更长，为半年到三年，咳嗽的时间主要在凌晨的厥阴时间。张仲景就将这种咳嗽放在厥阴篇，咳嗽的症状和麻黄升麻汤的症状非常吻合。因此，我们根据发病的时间特点和临床表现辨证，使用麻黄升麻汤，效果非常理想。

临床上使用的时候，要按麻黄升麻汤的比例，麻黄的剂量一定要大，用到了二两半，其他药的剂量都很小，用这种比例来治疗间质性肺炎，临床上可以取得非常好的效果，大家可以来试一试。

第三类——少阴半夜咳嗽。这种咳嗽在临床上也是非常难治的。《伤寒论》第319条："少阴病，下利六七日，咳而呕渴，心烦不得眠者，猪苓汤主之。"猪苓汤大家都会用，主要治疗小便不利，但用猪苓汤治疗下利，这和临床事实不相符，所以这一点需要更正。猪苓汤证还有一个很重要的特点，多在半夜子时咳嗽，其他时间咳嗽都不明显。

　　患者半夜子时前后就咳醒了，并伴有口渴、恶心干呕，心里感觉麻烦，咳嗽一两个小时都睡不着，这个时候还伴有小便不利，我们用猪苓汤，基本上是一剂而愈，不超过三剂，效果非常好。

　　猪苓汤为什么能治疗少阴半夜咳嗽、心烦不得眠呢？猪苓汤是治疗泌尿系统炎症的方子，而这里的咳嗽是热邪伤津引起的气管的炎症，所以猪苓汤治疗少阴时段咳嗽也应该是有效的，这也是个人经验，治疗机理不是太清楚，但临床上是非常有效的。